クライエント中心の
作業療法
カナダ作業療法の展開

Client-Centered Occupational Therapy
Mary Law 編著
宮前珠子／長谷龍太郎 監訳

協同医書出版社

装丁——村山　守

CLIENT-CENTERED OCCUPATIONAL THERAPY
edited by Mary Law
The original English language work has
been published by SLACK INCORPORATED
Thorofare, New Jersey, U.S.A.
Copyright © 1998. All rights reserved
Japanese translation rights arranged
with Slack Incorporated
c/o John Scott & Company, Pennsylvania, U.S.A.

監訳者序

　我が国はかつてない高齢化社会の到来により，カナダ同様慢性機能障害を持ちつつ社会生活を送る人々が増えている．疾病構造は感染症中心から慢性疾患中心となり，医療に対する社会のニーズはこれまでの救命からより幅の広い医療・保健・福祉の総合的サービスへと移行しつつある．

　我が国の作業療法はこれまで医学モデル，即ち専門職中心のアプローチをとってきたと言っても過言ではない．学問には序列があり，単純なものから複雑なものへと順序づけができる．イギリス人システム工学者のチェックランドは，学問の序列を物理学，化学，生物学，心理学，社会科学とし，階層の上昇に伴って複雑性が増し，上位のものはそれより下位のものすべてを含むとした．アメリカ人作業療法士キールホフナーは，作業療法はこのうち，生物学，心理学，社会科学（社会・文化）レベルの問題を扱うとしている．

　医学は主として生物学レベルの問題を，解剖学，生理学，病理学などの知識を背景に，化学的手段（薬）と物理的手段（手術）によって治そうとするものであると言えよう．

　作業療法は，作業遂行障害を抱える人々の問題を何らかの方法によって解決しようとするものである．我が国の作業療法は1960年代，当時医学モデルの最盛期であった米国から導入された．医学モデルは，専門的知識を持つ医療職が専門的立場から患者に対して評価を行い，問題点を明らかにし，専門職の知識と価値観に基づいて目的と方法を決め，治療するというやり方である．渡辺は，ADL自立，家庭復帰をめざした40代の重度片麻痺患者が，車椅子使用と家屋改造によって目標を達成し家庭復帰したが，退院数カ月後に自殺し，改造した自室を座敷牢と呼んでいたという悲劇を紹介した（総合リハ・24(3),1996p.203）．「ADL自立・家庭復帰」の達成は医学モデルから見れば成功であるが，自殺という結果はこのモデルの限界を物語っている．この場合，片麻痺という問題を物理的手段で解決したが，この患者の心理的，社会・文化的文脈が考慮されていなかったものと考えられる．専門職中心で扱われた患者は，いつまでも満たされない気持ちを抱え，より満足できる治療を求めて病院を渡り歩くことにもなる．

　人間は単に生物的存在ではなく，日々の生活に，また将来に意味を求める存在である．クライエント中心のアプローチでは，対象者を特定の疾病や障害を持つ患者というフィルターを通

してみるのでなく，固有の人生物語，文化的背景，精神性や価値観を持つ個人として捉え，その文脈を尊重した上で作業遂行の障害を解決しようとする．従ってクライエントは自分の問題を最も良く知っており，問題解決の方向づけをすることのできる主役としての立場を与えられる．作業療法士は専門知識を備えたパートナーとしてクライエントと協業し，クライエントの能力を刺激し適切な解決法の提案によって問題解決の促進を図る．クライエントは自らが価値をおく作業を選択し，作業療法士との協業によってその作業遂行が可能化することによって自己効力感を高め，その幸福感と健康に寄与する．

　クライエント中心のアプローチでは，クライエントに問題を明確にし解決するための積極的役割を果たす能力があると信じ，クライエント自身が問題と現実を説明できる最適の人であると仮定し，クライエントの関心事は尊重され敬意を持って応対され，クライエントは自分自身のケアの流れを方向づけられるような権限を与えられる．クライエント中心のアプローチにおいてセラピストは，専門知識を備えたパートナーとしてクライエントを尊重し協業し，非指示的であり，クライエントが希望と問題を理解する能力を刺激し，適切な解決法の提案を通して問題解決の促進を図る．

　カナダ作業療法士協会では，疾病構造の変化，保健医療サービスの病院から地域への移行，作業療法の成果提示の必要性，消費者の権利意識の高まりなどを背景に，1960年代から作業療法の哲学的基盤を模索し，実践のためのガイドラインを開発してきた．その地道な熱心な取り組みの結果誕生したのがこの「クライエント中心」という概念である．

　カナダ作業療法士協会は，この概念を実践に移すための道具として「カナダ作業遂行測定（COPM）」（第2版，1994）（日本語訳　吉川ひろみ，上村智子訳「カナダ作業遂行測定」大学教育出版，1998）を開発し，また，1997年には最新のガイドラインである「作業の可能化：カナダ作業療法の展望（Enabling Occupation:An Occupational Therapy Perspective）」を出版した．

　本書は，クライエント中心の作業療法の哲学的背景を掘り下げ，文献レビューによってその有効性の証拠を示し，この考えに至るカナダ作業療法士協会の歴史を紹介し，そして具体的評価法と実際的な取り組み方を示し，さらにこの概念がいかに倫理的であるかについて述べている．各章は，優れて学問的，哲学的でありながら，各所にクライエント中心アプローチの具体例が紹介されており，この数例を読むだけでもこの考え方と実際の取り組み方の本質を理解できよう．パートナーとしてクライエントの人格を尊重する視点の広さと，それを支える専門職の矜持には感動を覚えさせるものがある．

　この本は「クライエント中心の作業療法」というタイトルではあるが，クライエントの文脈と価値観を尊重し，専門職はそのパートナーとして協業するという考え方は，インフォームドコンセントを前進させたものであり，今後の保健医療領域の方向性を示唆するものとも言える．

この4月から我が国でも介護保険が始まり，そのメニューを対象者自らが選択するということになっているが，そこにはクライエントのパートナーとなり専門知識を提供して協業する専門職は不在のように見受けられ，一部の対象者は為すすべを知らず右往左往するのみである．本書では，クライエント中心で臨床実践をすすめるための実際的な方法論を提示しており，その本質は作業療法士のみならずすべての保健関連職種の参考になろう．

　さて，本書は9章からなるが，翻訳は各章2名ずつで担当した．訳者は広島大学医学系研究科保健学専攻作業行動科学研究室関係者14名と，数年前から共に抄読会をしているメンバー4名である．1次監訳は1章から6章までを宮前，7章から9章までを長谷が担当し，さらに宮前が1章から9章までを通して見直した．なお，7章は非常に難解な英語で私の理解力を遙かに越えていたため，通訳・翻訳を本業とする兄，宮前洌に見直しを依頼した．1999年8月に翻訳にとりかかってから8カ月，空き時間のほとんどをこの作業に費やした長い道のりであったがようやく終わりに近づいてほっとしている．日本語として充分こなれておらず難解な部分や誤りもあるものと思う．お気づきの点があればご指摘いただきたい．

　最後に，訳文を丁寧に的確にチェックし忍耐強くまた迅速に訳者のペースに合わせて作業をすすめて頂いた協同医書出版社編集部の吉原香氏に心から御礼申し上げる．

2000年3月27日
訳者代表　　宮前　珠子

訳者一覧

1章　宮前　珠子　（広島大学医学部保健学科）
　　　酒井ひとみ*（YMCA米子医療福祉専門学校作業療法士科）
2章　上村　智子　（広島県立保健福祉大学保健福祉学部作業療法学科）
　　　山下　由美　（広島県立広島病院リハビリテーション科）
3章　日垣　一男*（藍野医療福祉専門学校作業療法学科）
　　　田丸あき子　（広島大学医学部保健学科）
4章　長谷龍太郎*（茨城県立医療大学保健医療学部作業療法学科）
　　　石井　良和*（秋田大学医療技術短期大学部作業療法学科）
5章　石橋　陽子　（広島大学大学院医学系研究科博士課程前期）
　　　李　　京珉*（広島大学大学院医学系研究科博士課程前期）
6章　吉川ひろみ　（広島県立保健福祉大学保健福祉学部作業療法学科）
　　　古山千佳子　（広島県立保健福祉大学保健福祉学部作業療法学科）
7章　村田　和香*（北海道大学医療技術短期大学部作業療法学科）

	小林　法一* （広島大学大学院医学系研究科博士課程後期）
8章	近藤　　敏* （広島県立保健福祉大学保健福祉学部作業療法学科）
	宮口　英樹* （広島県立保健福祉大学保健福祉学部作業療法学科）
9章	笹田　　哲* （東京都立保健科学大学保健科学部作業療法学科）
	松本　裕美* （広島大学大学院医学系研究科博士課程前期）

＊印　広島大学大学院医学系研究科保健学専攻　作業行動科学研究室所属

監訳　1～9章：宮前　珠子
　　　7～9章：長谷龍太郎

読者へ

　私たちは本書のタイトルには，アメリカ式のスペルである"centered"を選んだが（訳注：原著タイトルは"Client-Centered Occupational Therapy"），Client-Centred Occupational Therapyの概念の起源を反映させるため，本文中では一貫して，カナダやイギリスで使われている"centred"用いている．

献辞

Brian，Michael，Geoffrey，そして Andrew へ

謝辞

　この本へ寄稿してくださったすべての方々に，私は心から感謝したい．その経験や英知，着想が各章に反映されている．また，毎日，サポートを惜しまず，活発なディスカッションを通じて協力してくれた同僚や友人たちに恵まれ，私は幸運だった．マクマスター大学リハビリテーション科学部神経発達臨床研究室の皆さんには，特に感謝する．また，スラック社の方々には特別な謝意を表したい．同社の Peter Slack，John Bond，Amy Drummond，Debra Christy を初め，多くの人々がこの本の取りまとめに関わってきた．Amy が初めて私にこの本を提案して以来，現在まで，彼らは私にとって常に優秀なガイドであり，サポーターだった．そして，Brian，Michael，Geoffrey，Andrew，あなたたちの愛と支援がいつも，すべてを，やり甲斐のあるものにしてくれる．ありがとう．

著者一覧

　Sue Baptiste, MHSc, OT(C)は，カナダ，ハミルトン市のMcMaster UniversityのSchool of Rehabilitation Scienceの準教授である．彼女は，作業療法士がクライエント中心の作業療法を行うために開発されたカナダ作業遂行測定（COPM）の作者の一人である．彼女の研究と教育の関心の中心は，作業療法士が臨床実践を改善するための問題解決型（problem-based）学習と自己学習（self-directed）および自己評価の利用にある．

　Carolyn Baum, PhD, OTR/C, FAOTAは，ミズーリ州，セントルイスのWashington Univerrsity School of MedicineのElias Michael Directorであり，また作業療法と神経学の助教授である．彼女は米国作業療法士協会会長，国家資格認定委員会委員長を歴任し，現在米国保健局（National Institute of Health）および医務局（Institute of Medicine）の連邦医学的リハビリテーション研究センター（National Center for Medical Rehabilitation Research）の委員をしている．彼女の研究における関心の中心は，日常生活の作業遂行に対する認知障害の影響である．

　Jo Clark, BSc, OT(C)は，カナダ，バンクーバーのUniversity of British Columbiaの敷地にあるバンクーバー病院の作業療法サービスの臨床コーディネーターであり，この大学のSchool of Rehabilitation Sciencesの臨床準教授である．また彼女はストレス障害と職場復帰を中心とする個人開業をしている．

　Virginia G. Fearing, BSc, OT(C)は，ブリティッシュコロンビア州バンクーバーにあるバンクーバー病院・健康科学センターの作業療法関連の専門的臨床実践のリーダーである．彼女は同じくUniversity of British ColumbiaのSchool of Rehabilitation Sciences作業療法部門の臨床教授である．

　Karen Whalley Hammell, MSc, OT(C)は，現在University of British Columbiaで学際的（リ

ハビリテーション科学，文化人類学，社会学）な博士論文に取り組んでいる．

Mary Law, PhD, OT(C)は，カナダ，ハミルトン市のMcMaster UniversityのSchool of Rehabilitation Scienceの教授であり，Neurodevelopmental Clinical Research Unitの長である．彼女はまたカナダ作業遂行測定（COPM）の作者の一人であり，研究の関心は障害児の日常生活への参加を支える要因，作業遂行の測定，研究成果の臨床への応用である．

Leonard N. Matheson, PhD は，心理学者であるが，作業療法は人間についての幅広い包括的な見方によってリハビリテーションの効果を高める素晴らしい可能性を持つと信じている．彼の研究の関心は，機能的評価技術の開発から，治療によって起こる最初の変化の鋭敏な原理の探索と中心的な構成特性の探索にまで及ぶ．彼は，セントルイスのWashington Universityの作業療法プログラムで教育と研究を行っている．

Mary Ann MaColl, PhD, OT(C)は，カナダ，キングストンのQueen's UniversityにあるRehabilitation Therapy and Community Health and Epidemiologyの教授である．彼女はカナダ作業遂行測定（COPM）の作者の一人であり，また作業療法と障害に関する数冊の本の著者である．

Jennifer Mills, BHSc, OT(C)は，作業療法士であり，地域に基盤をおく個人開業の臨床を行っている．

Nancy Pollock, MSC, OT(C)は，カナダ，ハミルトン市にあるMcMaster UniversityのSchool of Rehabilitation Scienceの準教授であり，Neurodevelopmental Clinical Research Unitの研究協力者である．彼女はカナダ作業遂行測定（COPM）の作者の一人である．彼女は特殊なニーズを持つ子供に関する臨床実践と研究を行っている．

Sarah Rochon, MSc(T), OT(C)は，McMaster UniversityのSchool of Rehabilitation Scienceの臨床助教授である．彼女の作業療法士歴は20年以上に及び，教育者，コンサルタント，臨床家，管理者の役割を果たしてきた．彼女の興味は，クリニカルリーズニング，成人精神保健，および専門職と組織の発展にある．

Sue Stanton, MA, OT(C)は，University of British Columbiaの作業療法プログラムの上級講師であり，脳卒中のリハビリテーション，組織改革，作業療法理論の臨床応用に興味を持って

いる．

　Elizabeth(Liz) Townsend, PhD, OT(C)は，1980年以来，クライエント中心の作業療法実践のためのカナダガイドライン開発のすべてに関与し，1997年にカナダ作業療法士協会から出版された最新のガイドラインである，*Enabling Occupation: An Occupational Therapy Perspective* の編集長を務めた．彼女は現在，カナダ，Nova Scotia, Halifax にある Dalhousie University の School of Occupational Therapy の長であり，創設者の一人であり，準教授である．また，作業療法研究の調整役も行っている．

　　訳注：職位については次のように訳した．
　　　　Professor：教授
　　　　Associate Professor：準教授
　　　　Assistant Professor：助教授
　　　　Senior Instructor：上級講師
　　　　Clinical Associate Professor：臨床準教授
　　　　Assistant Clinical Professor：臨床助教授

序文

　作業療法がその最善の姿を実現するのは，クライエント中心の取り組みが行われるときである．作業療法サービスを受けている人が率先して，治療介入の焦点と性格についての意志決定を行う．その人，その家族，作業療法士の三者は，作業遂行，健康，そして福祉の増強（well-being）を目標とする対等な協力関係にある．クライエント中心の作業療法は参加，情報の交換，クライエントによる意志決定，そして選択の尊重を促進する．クライエント中心の作業療法サービスを通して，満足感（satisfaction）や機能的成果（functional outcomes）の向上が見られる．療法がその人とその家族にとって最も重要な諸課題に焦点を合わせることで，時間と資源が最大限に活用される．

　作業療法へのクライエント中心のアプローチがこれらすべての目標を達成できるのなら，なぜすべての療法士がその視点からの実践を行わないのか．これにははっきりした理由がある．つまり，クライエント中心の実践は大きなチャレンジなのだ．このサービス提供モデルは，時間や資源面でのプレッシャー，我々の保健医療制度の構造，そしてすべてのクライエントとその家族がそれぞれ唯一無類であることにより，大きなチャレンジとなる．また，何をすべきなのか定かではないという別のチャレンジもある．どのような技術が必要なのか，どのような方法で評価を行うのか，クライエント中心の作業療法とは具体的にどのようなものなのか，等々．

　この本を書くにあたっての私の願いは，情報や考え方を提供することで，クライエント中心の実践のチャレンジに応えようとする作業療法士の力になることである．私は意図的に同じ本（さらには同じ章）の中で理論と実践双方の情報を組み合わせているが，これは実践への理論（考え方）の取り込みを促したいからだ．この本は Carl Rogers に由来するクライエント中心の実践の歴史的背景から始まる．第1章と第2章ではクライエント中心の実践の重要な概念が論じられ，このサービス提供方法がクライエントの満足感と機能的成果に与える明らかな影響の証拠が示される．第3章はクライエント中心の実践が現在の保健医療制度にどのように適合するかについての情報を提供する．第4章はカナダにおけるクライエント中心の作業療法の進化

を巡る事例研究である．第5章から第8章を通しては，クライエント中心の諸概念の応用法が全作業療法過程について示され，これには評価と介入も含まれる．セラピストが概念を実践に取り込む際の指針として具体例も挙げてある．最後の第9章では，作業療法士がクライエント中心の実践の倫理的諸課題についてしばし思索が持てるよう，情報や素材が提供されている．

　これは私が初めて編集した本で，すべてが新しく，興奮を覚えると同時に圧倒されるような経験だった．書き，そして編集するプロセスには，予想を遥かに上回る時間が必要だったが，その熟考と成長の時間のおかげで本はよりよいものに仕上がった．この本を読み，そして活用する皆さんからの声を楽しみにしている．皆さんのコメントを心待ちにしつつ．

Mary Law
1998年4月20日
ケンブリッジ，オンタリオ州，カナダ

目　次

監訳者序　i
読　者　へ　v
献　　辞　vii
謝　　辞　ix
著者一覧　xi
序　　文　xv

第1章　クライエント中心の作業療法 ──────────── 1
Mary Law, PhD, OT(C), Jennifer Mills, BHSc, OT(C)

第2章　クライエント中心の実践は違いを生むか？ ──────── 21
Mary Law, PhD, OT(C)

第3章　変化する保健医療制度におけるクライエント中心の実践 ── 31
Carolyn Baum, PhD, OTR/C, FAOTA

第4章　クライエント中心の作業療法：カナダの経験 ──────── 51
Elizabeth Townsend, PhD, OT(C)

第5章　クライエント中心の作業療法プロセス ────────── 71
Virginia G. Fearing, BSc, OT(C), Jo Clark, BSc, OT(C),
Sue Stanton, MA, OT(C)

第6章　クライエント中心の作業療法における評価 ──────── 95
Nancy Pollock, MSc, OT(C), Mary Ann McColl, PhD, OT(C)

**第7章　作業療法過程にクライエントを引き込むこと：
　　　　治療計画を一緒に作る ───────────────── 115**
Leonard N. Matheson, PhD

**第8章　クライエント中心の作業療法：
　　　　協業によるプランニング・責任ある介入 ────────── 131**
Karen Whalley Hammell, MSc, OT(C)

第9章　クライエント中心の作業療法：倫理とアイデンティティ ── 155
Sarah Rochon, MSc(T), OT(C), Sue Baptiste, MHSc, OT(C)

索引　173

第1章　クライエント中心の作業療法

Mary Law, PhD, OT（C）, Jennifer Mills, BHSc, OT（C）

「知的には何も問題のない92歳の祖父を見舞った2時間のうちに，病院というところは全く非人間的である，ということが多くの人にとって意外な事実でもなんでもない，ということを私は知った．」L.M.Cherniak, Toronto Globe & Mail, July6, 1994

「病院では祖父に，パンのバターのぬり方を教えていた．断言してもいいが，祖父はそれまで自分のトーストにバターをぬったことなど一度もなかった．何という無駄なことをするのだろう．毎日は新鮮で新しい経験だというのに．また，祖父が自分で洋服を着られるようにするために多くの時間とスタッフの注意が向けられていた．私が手伝えば10分でできるのに，2時間もかけて着させられていたのである．」Swanson（1997），p.51

　20世紀末に近づくと共に，北アメリカおよび世界の保健医療（health care）は急速に変化している．コストの上昇，健康の定義の変化，サービスを施設から地域社会（community）へと移行させることの必要性，自分のヘルスケアについて決定権を持つことへの消費者の関心の高まり，そして慢性障害の増加といった要因が，保健医療の定義と提供の仕方を大きく変化させてきた．これらの変化のすべてが作業療法の実践にインパクトを与えてきた．作業療法実践の焦点は拡大しつつあり，施設での実践は減少し，地域での仕事が増えている．作業療法は他のすべてのヘルスサービス提供者と同様に，作業療法の介入を必要とする人々の真のニーズに合致するようなサービス提供の方法を探し求めている．

　アメリカ合衆国は国民総生産の15％を保健医療のために充てている．費用の上昇と成果に対する不満があいまって，保健医療の管理運営と提供の方法について改革が行われてきた．一定の人々に対するヘルスサービスをすべて管理運営し契約する保健医療制度が，合衆国の多くの州で優勢になってきた．マネジドケア（managed care）の目標（goal）は，支払い可能な価格（manageable cost）で質の良い成果を出すこととされてきたが，価格を抑えるために，リハビリテーションや作業療法を含むサービスが非常に制限されているという多くの批判がある．

第1章

　カナダでは，保健医療に使われる予算は国民総生産の8％と，合衆国に比べてはるかに少ないが，にもかかわらず保健医療はますます抑制され，重大な変化が起きている．カナダの多くの州では，保健制度の見直しが行われ，指定された地区での保健局（health board）が，その地域の保健医療を定額の予算内で管理運営するようになった．病院のベッド数は減少し，病院の予算はカットされてきている．一部ではこれらの予算はコミュニティケアに回されたが，どこでもそれが行われたわけではない．

　世界保健機関（WHO）およびオタワ憲章による健康の定義では，健康とは単に疾病がないということではなく，生活の満足と幸福感（well-being）が含まれている（Epp, 1986）．「健康促進（health promotion）のためのオタワ憲章」は38の国によって支持され，健康を肯定的概念として討議し，健康促進の必要性，支持的でエコロジカルな環境と地域の行動計画，そして健康と幸福を促進するヘルスサービスを創造することを強調している．我々が信ずる健康の概念には，健康は人々によって創られるものであり，日常活動に積極的に参加するということが含まれるようになってきた．健康の定義の変化には，過去数10年にわたって慢性障害が劇的に増加したという認識が伴っている．障害を持ち地域社会に暮らす人々の寿命は延びて，高齢になっている．彼らの日々のコミュニティ活動への参加能力に対する懸念が増している．

　作業療法や他のリハビリテーションサービスを受ける人々は，サービスの提供において，かなりはっきりとパートナーとなることを要求している．消費者運動は，我々が市民としてケアの提供方法について選ぶ権利を持つという意識を高めてきた．作業療法サービスを求める人々は，提供されるサービスに責任を持つことと，これらのサービスに関する意志決定の際に自律性を持つことを求めている（Haiman, 1995）．作業療法士は，日常生活の作業選択において，人々が主体的に決めることをすすめる．そのため，消費者が作業療法の方向性を決めることは自然なことと考えられている．

　しかしながら，作業療法のクライエントは，治療的介入に関する決定を下す際にそれをリードしていないという証拠がある．Neistadt（1995）は，269人の成人身体障害者施設の作業療法主任に対して，作業療法の目標をどのような方法で決めるかについて調査した．この調査結果によると，大多数の回答者がクライエントの優先順位を確かめるのに主として非形式的（informal）なインタビューを用いていた．そのような方法から明確な作業目標の設定が導き出されることはないであろう．Neistadtは，設定された目標が曖昧であり，また，クライエントにとって有意味な特別の作業が取り上げられていないことを明らかにした．別の研究で，Northen, Rust, NelsonとWatts（1995）は，成人身障リハビリテーションの実践場面で30人の作業療法士の開始時評価場面を録音した．あらかじめ設けた基準を用いて，目標設定においてクライエントがどれだけ参加しているかを評価した結果，Northenらは，これらの基準が用いられた比率は17.4〜78.9％，平均43.3％であることを見いだした．基準とほとんど合致

しない項目には，目標設定にどのように参加するかについての話し合い，問題点についてどのように調べるか伝えること，問題の優先順位を決めるようにクライエントに求めること，目標を明確にするためのクライエントの協力的役割について説明すること，治療目標の探究にあたってクライエントが述べた問題を組み入れること，そして，目標の重要性に関するクライエントの評価を記録することなどがあった．

　作業療法におけるこれらの経験は，他の保健医療専門職の経験と類似している．例えば，Johnson（1993）は，地域社会に住んでいる4人の障害者にインタビューを行い，理学療法サービスでの経験について話を聞いた．この研究結果は理学療法を受けている人たちが，理学療法士から受けているサービスについて，鈍感で恩着せがましいと感じており，また，地域で個人が自立して生きていくためのニーズに合うような治療的介入よりも，問題解決に焦点が当てられていると感じていることを示唆した．Moorehead と Winefield（1991）は，医学生に対して集中的なカウンセリング訓練を行ったあとでも，患者に対する感情移入した反応が増加しないことを明らかにした．学生たちは患者との関係に焦点を当てるよりも，必然的に医学的問題の解決に焦点を当てたのである．このような実践スタイルは患者の（治療への）参加を奨励しておらず，適切なスタイルに関する問題を提起する．なぜなら患者の参加は，機能的成果を促進することが示されてきたからである（Henbest & Stewart, 1990；Kaplan, Greenfield, & Ware, 1985）．

　保健医療と作業療法サービスを提供する方法が変化し，責任（accountability），価格制限，および成果の達成にもっと焦点を当てることが求められるようになった．これらのサービスは，保健医療の実践における意志決定に，消費者がより多くの関わりを持つという文脈にそって行われる．こうしたのすべての問題は，作業療法サービスにおいてクライエントが関与すること，即ち，クライエント中心の実践にますます焦点を当てるという方向性をとることになる．

クライエント中心の作業療法とは何か？

　クライエント中心の実践は「サービスを受ける人を尊重し，そのパートナーになる，という哲学を信奉してサービスするアプローチである」（Law, Baptiste, & Mills, 1995, p.253）．クライエントを中心におくことは1980年代からカナダ作業療法士協会の哲学の一部となっていたが，最初のクライエント中心の作業療法の定義は Law らによって提示された．カナダにおけるクライエント中心の作業療法実践のためのガイドラインでは，これを次のように定義している．即ち，クライエント中心の作業療法は，

　　「個人，グループ，代理業（agency），公共機関，会社等のクライエントの作業の可能化（enabling）をめざす協業的アプローチである．作業療法士は，クライエントを尊重し，意

志決定にクライエントを参加させ，クライエントのニーズに合うように，クライエントと共にクライエントのために唱導（advocate）し，そして一方クライエントの経験と知識を認識する」（Canadian Association of Occupational Therapist, 1997, p.49）．

作業療法において，カナダの作業療法士は，1980年代初頭よりクライエント中心の作業療法実践の定義と討論のリーダーとなってきた．カナダ作業療法の文献では治療介入プロセスへの患者の参加と，それを実践でどのように促すかについて多くの検討がなされてきた．クライエント中心の実践の気運の高まりと共に，実践における精神性（spirituality）の役割が強調されてきた．作業療法サービスを受けている人々が，日々の作業に意味を見いだしているということは，アメリカ作業療法協会，アメリカ作業療法連盟の研究費によって行われたクリニカルリーズニング（clinical reasoning）の研究によっても脚光を浴びている．例えばSchwartz（1991）は，作業療法士が個人の人生物語を理解し，彼/彼女らがどの作業に意味を見いだしているかを理解する必要があると述べている．Mattingly（1991）はクリニカルリーズニングについての研究の中で，作業療法士は人々の日常生活における価値と希望を理解する一助として，叙述的リーズニング（narrative reasoning）を使っていることを示した．

ChewningとSleath（1996）は，医学モデルと協業的クライエント中心モデルを使って介入法の比較を行った．医学モデルでは，サービス提供者が定義した対象者の臨床的状態に焦点を当て，対象者が治療に従うようにしっかりと教育し，その成果はサービス提供者によって評価されていた．一方，クライエント中心の協業的モデルでは，介入を受けている対象者がサービス提供者と一緒になって優先順位を決め，教育は対象者の主体的管理能力の向上に焦点を当て，その成果はクライエントと提供者の両者によって評価される．

Martheis-Kraft, George, Olinger, York（1990）は，人々が完全な参加者となる保健医療の目標を次のように定義した．即ち，「患者中心の哲学のゴールは，患者が真に自分自身のケアに注意を払うようになり，また，治癒プロセスを加速するために自分自身の内的資源を呼び起こすような，ケアリングと威厳と可能性を高める（empowering）環境をつくりだすことである」（p.128）．

クライエント中心の実践の歴史的由来

クライエント中心の実践という用語を初めて使ったのはCarl Rogersである．彼はその著書 *The Clinical Treatment of the Problem Child*（Rogers, 1939）の中で，非指示的で，かつ，サービスを受けているクライエントによって表現された問題に焦点を当てるという実践について記述している．Rogersによって記述されたクライエント中心の実践の重要な価値のひとつは，個々人固有の文化的価値観を認識することにある．「ほとんどの場合，この認識はとりわけ，他

人との関係における人間の行動の，密接で，親密で，具体的な観察に基づくもので，これらの観察は特定の文化の制約や影響力をある程度，超越するものと思われる」(Rogers, 1951, p.5). Rogersはサービスを受けている個々人が，問題を明確にし解決するための積極的役割を果たす能力をもつと信じていた．

　Rogersによればセラピストの役割は，個人の希望と自分の問題を理解する能力を刺激すること，および，個々人の人生にとって適切な解決法を提案することを通して問題解決の促進を図ることである．クライエント中心の相互作用の土台となる理論的構造は，学習理論および自己と人間関係のダイナミクスに関する考えから展開した（Rogers, 1951）．クライエント中心の治療の鍵となる特徴のひとつは，セラピストが非指示的であるということである．Rogersは，セラピストがクライエントよりも優れているとは考えなかった．事実彼は，「指示的な見方は社会への適合，また相対的により有能な人々がそうではない人々を管理する権利に高い価値をおく」と述べて指示的な治療には問題があると述べている（Rogers, 1942, pp.126-127）．Rogersの見方によれば，セラピストやカウンセラーは，自分の個人的価値に満足感を覚え，非断定的アプローチを用いてクライエントと協業できるときに最も効果を発揮できる．彼らはクライエントの成長と発展へのニードを認識し，クライエントが自分自身の問題を解決するのを助けるために関連する情報と知識を分かち合おうとする．Rogersに，治療的方法に重点をおきすぎることに対して注意を喚起したが，それはそうすることによって，クライエントが自分で解決法を発見するのをカウンセラーが妨げてしまうと感じたからである．技術や方法に焦点を当てた治療の危険性は，クライエントがコントロールされてしまうところにある．Rogersによって発展したクライエント中心の治療のもうひとつの鍵になる概念は，その現象学的性格である（Cain, 1990）．この特徴からくるひとつの重要な仮定は，クライエント自身がその経験と現実を説明する最適の個人であるということである．そのためセラピストは，クライエントの人生経験を知るために十分な時間をとって傾聴することが重要なのである．

　クライエント中心のアプローチにおいて，セラピストは個人差を認める．しかし，Rogersは，実践においてそのような多様性にどのようにアプローチするかについて特別な提案をしていない．「クライエント中心のアプローチのパラドックスは，個人の独自性を認め価値をおいているにもかかわらず，クライエントの個人差が治療的実践にどのように影響するかについて何も述べていないことである」(Cain, 1990, p.93)．Cainは，自分自身の経験を内省することができないような個人に対しては，もっと構造化された形のクライエント中心の治療が適切であろうと述べている．

　クライエント中心の治療について困難なことのひとつは，特定の方法がないことである．Rogersはこれについて弁解しておらず，次のように述べている．「その図式は，人間関係の問題に対する一般的アプローチの流動的変化のようなものであり，比較的厳密なテクニックを多

少とも機械的に適用するようなものではない」(Rogers, 1951, p.6). Szasz と Hollender (1956) は，クライエント中心のアプローチの鍵となる特徴は，個人の尊重と，クライエントが選んだ問題の解決に向けてクライエントが力を持つことに焦点を当てることであると述べている．クライエント中心のアプローチは，クライエントにどのようにすべきか特定の忠告を与えるものではなく，人々が自分自身の問題を解決するための資源を準備するように，人々を促すことに焦点を当てる．クライエント中心のアプローチは，基本的に楽観主義であり，すべての人は自分自身の日常生活について決定を下すことができるという信念に基づいている (Bernard, 1995)．

クライエント中心のアプローチに対してはいくつかの批判がなされてきた．クライエント中心の考え方では個人とその生来的な価値および問題の個人的経験に重点をおくため，我々に共通する人間性と我々の多くが類似した問題に遭遇するという事実を無視していると言われてきた (Bernard, 1995)．Rogers はまた，動機付けを持たない人や変化を好まない人々に対して何が最善の治療アプローチかについても何も述べていない．May (1983) は，Rogers のアプローチが楽観的にすぎ，人々の中には真の悪人がいるという事実を無視していると批判している．

クライエント中心の実践の歴史的基盤の説明にあたって，リハビリテーションの歴史的由来を考慮することが重要である．リハビリテーションの発展は第一次世界大戦中とその直後に起こった．リハビリテーションはその後伸び続け，1930年代の不景気によって成長が止まった．Berkowitz (1989) は，リハビリテーションは第二次世界大戦中および戦後の間，即ち，ちょうど Rogers がクライエント中心のアプローチを考えていた時期に新たな成熟を遂げたと述べている．1940年代および1950年代のリハビリテーションアプローチと，Rogers のクライエント中心のアプローチの違いはかなり劇的である．Rogers のクライエント中心のアプローチが非指示的で人々の個性と経験を重視するのに対し，リハビリテーションアプローチでは医学モデル，即ち，リハビリテーションの診断を行い，セラピストと患者がそれに従うための特定の治療テクニックを処方することに焦点が当てられた．リハビリテーション医学では開始当初からチームアプローチが強調されていたが，医師は明らかに事実上のリーダーであった．障害を持つ人々がリハビリテーションの標準的やり方と我々の社会の中の差別に対して異議申し立てに立ち上がったのは，ようやく今から20年前頃のことであった (Gliedman & Roth, 1980)．それと時期を同じくして，すべての消費者が社会的問題についてもっと参加し支配 (control) することを要求するようになり，障害を持つ人々はリハビリテーションの実践をもっと自分たちが支配することを要求するようになった．

このアプローチを実践するための用語

過去10年間，保健医療において人々をパートナーとして中心におくという概念を説明するために多くの用語が使われてきた．それらの用語には，クライエント中心（client-centred），クライエント推進（client-driven），患者中心（patient-centred），そして，患者に焦点を当てたケア（patient-focused care）がある．Gage（1995）は，これらのケアのモデルについて詳細な検討を行った．彼女は，各用語のものとされた概念の多くが非常に類似していることをかなり正確に指摘している．人々が主として患者と呼ばれているような施設または病院という設定では，ケアのシステムは患者中心または患者に焦点を当てたものになるようだと述べている．もし人々が病院の外でサービスを受けているような場合，または作業療法やソーシャルワークといった特定の保健領域の場合には，彼らはクライエントと呼ばれる傾向がある．

この記述の差異の要点は，中心，焦点，推進という用語の使い方であるようにみえる．Gage（1995）は，用語として好ましいのはクライエント推進であり，この用語によってクライエントは治療の焦点を自分で決め，解決を成し遂げるための権限を与えられるとした．彼女のクライエント中心の治療に関する記述は，見れば分かるようにRogersのクライエント中心のアプローチの記述と事実上同じである．クライエント中心という用語を使うことの難しさは，多くの施設や著者によって，Rogersのオリジナルの考え方とは概念的に必ずしも一致しないアプローチにこの用語が使われているところにある．小児のリハビリテーションにおいては，家族とサービス提供者の間の家族中心の協力関係と意志決定過程（process）を家族主導型で行うやり方が，Rogersのオリジナルな概念を具体化したものである（Gage, 1995）．クライエント推進型アプローチのモデルを説明するにあたりGageは，ヘルスケアのスズカケの木モデル（Planetree model of health care）とPicker-Commonwealth programによる仕事を取り上げている．しかし興味深いことに，スズカケの木モデルについて述べている文献は，患者中心のケアというキーワードの下にあり，また，Picker-Commonwealth programも患者中心のケアに分類されているのである．クライエント中心（client-centred）あるいはクライエント推進のケア（client-driven care）と，クライエントまたは患者に焦点を当てたケア（client- or patient-focused care）の間には，明瞭な違いがあるように思われる．患者に焦点を当てたケアは，組織改革のモデルに基づくことが多いようであり，活動を能率化し，より効率的により経済的に行うことを目的に，施設内の活動の焦点を，特に患者に当てるというものである（Gage, 1995）．

用語に関するこのようなジレンマをレビューしてみると，それぞれの用語が生来的に持つ概念について明瞭な定義が必要であることが明らかになる．「家族中心」，「患者中心」，あるいは「クライエント中心の実践」という用語は，「クライエント推進の実践」として説明されている

ものと極めて近いことがしばしばある．クライエント中心の実践の説明は，Rogers がクライエント中心のアプローチとしてオリジナルに述べたものと同じ原則を信奉する．従って概念の説明においては Rogers のアプローチと一致した用語を用い，彼が選んだ言葉であるクライエント中心という用語を用いることとする．

クライエント中心の実践における重要な概念

　クライエント中心の作業療法を定義する重要な概念は，最近まで作業療法の文献で詳しく概説されることはなかった．クライエントの動機付け，クライエントとセラピストのコミュニケーション，そして治療過程へのクライエントの参加という問題は議論されてきたが，クライエント中心の作業療法の中心的概念とこれらを実践に適用することを初めて論議した著者は Law, Baptiste, Mills（1995）であった．1997 年カナダ作業療法士協会は，作業を可能にする過程とクライエント中心の作業療法の 10 の重要な原則に関する一冊の本を出版した（Canadian Association Of Occupational Therapists, 1997）．Law, Baptiste, Mills（1995），およびカナダ作業療法士協会（1997）によって示されたクライエント中心の作業療法の鍵となる概念が表 1-1 に概説されている．

　保健医療制度の他の領域，例えば，病院を基盤とするケア，小児に対するサービス，患者中心のケアの概念，家族中心のケア/サービスなどでは詳細な概要説明がなされている．例えば，患者中心のケアのための Picker-Commonwealth Program では，2000 家族の 6000 人以上の患者に対する研究を基に，患者中心のケアの 7 側面を考案した（Gerteis, Edgman-Levitan, Daley, & Delbanco, 1993）．また，病院を基盤とする区分では，スズカケの木モデルによって，その病院ユニットのために病院を基盤とするケアのモデルが開発された（Blank, Horowitz, & Matza, 1995）．ニューヨークのある病院のモデルユニット開設を通して，スズカケの木モデルは病院を基盤とするサービスを実施する際の患者ケアの鍵となる概念を統合した．Picker-Commonwealth とスズカケの木モデルの鍵となる概念は同様に表 1-1 に概要が示されている．

　どのようにケアを行うべきかの概念の定義が最も早い時期に包括的に行われたのは，メリーランド州 Bethesda の Association for the Care of Children's Health（ACCH）を通して調整されたものである．すべての障害児に教育を受けさせる法律，即ち UJA Public Law-142 は，両親が自分たちの子供のためのサービスの目標設定に関与することを指示するものである．1986 年には Public Law-457 がこの考えをさらに拡大し，家族全員がその子供の目標とサービスの決定およびサービスの過程に関与しなければならないことを規定した．ACCH は，家族中心のケアの 8 側面を定義した（Shelton, Jeppson, & Johnson, 1987）（表 1-1 参照）．カナダにおいては McMaster 大学の Neurodevelopmental Clinical Research Unit が Ontario Association of

表 1-1 クライエント中心の実践の概念

Law, Baptiste & Mills (1995)	Blank, Horowitz & Matza (1995)	Gerteis, Edman-Levitan, Daley & Delbanco (1993)	Rosenbaum, King, Law, King & Evans (in press)	Association for the Care of Children's Health (1987)	CAOT (1997)
●クライエントの自律と選択	●患者はケアへの能動的参加者である	●患者の価値、好み、ニードを尊重する	●両親の意志決定を勇気づける	●子供の生活における家族の一貫性	●クライエントの価値、意味、選択に耳を傾ける
●多様性の尊重	●意志決定への患者の参加	●ケアの調整と統合	●どのレベルまで関与するか家族が決める	●両親と専門家の協力	●クライエントが可能性を発見するのを助ける
●パートナーシップと責任	●病院環境の快適さを高めるようなデザイン	●情報と教育の提供；コミュニケーションの強調	●両親はその子供に対して最終的な責任を持つ	●情報の提供	●クライエントの成功を支援すると共に、リスクに対してもサポートする
●文脈的適応性	●家族の関与	●身体的安楽の提供	●家族とその多様性を尊重する	●家族のニードに合う内容豊富な方針/プログラム	●クライエントの対処の長所を尊重する
●手に入れ易さ (accessibility) と柔軟性	●情報を手に入れやすいような方法で提供し、コミュニケーションを強調する	●情緒的支持を提供する	●家族の全メンバーのニードを考慮する	●家族の長所、個性の認識；対処法の違いを尊重する	●クライエントが参加するよう促す
		●ケアの過程で家族と支援に関わる	●地域の支援を利用するよう励ます	●子供、思春期、家族の発達的ニードを理解し、統合する	●クライエントのニーズを明確にするのを助け、意味のある成果が得られるよう促す
		●ケアの連続性；地域および/またはその他のサービスへの移行を援助する	●家族全員が関わるよう励ます	●親たちの相互支援をサポートする	●作業療法サービスのあらゆる側面にクライエントが参加するよう促す
			●個人に合わせたサービスを提供する	●保健医療提供システムが柔軟で、手に入れやすく、反応が良いこと	●情報を提供する
			●協業		●官僚主義でクライエントを圧倒しないこと
			●手に入れやすいこと		●率直なコミュニケーションを強調する

第 1 章

**表 1-2
クライエント中心の実践において，すべてのモデルに共通する概念**

- クライエントとその家族，および彼らの選択を尊重する．
- クライエントと家族は，日常的作業と作業療法サービスに関する決定に最終的な責任を持つ．
- 情報の提供，身体的安楽，および情緒的支持．個人中心のコミュニケーションを重視する．
- 作業療法サービスのあらゆる側面でクライエントの参加を促す．
- 柔軟で，個々人に合った作業療法サービスの提供．
- クライエントが作業遂行の問題を解決できるようにする．
- 人−環境−作業の関係に焦点を当てる．

Children's Rehabilitation Services と共同して家族中心のサービスのための概念枠組みを作成した（Rosenbaum, King, Law, King, & Evans, 印刷中）．この概念枠組みは，サービスを提供するにあたって家族中心のサービスアプローチをつくりあげる基本的仮説，指導原理，および重要なサービス提供者の行動を概説している．

　表 1-1 における 6 つの枠組みのレビューは，強調点に多少の違いはあるが，作業療法士のためのクライエント中心の実践を定義するために，共通して使えるいくつかの考えがすべての枠組みに存在することを示している（表 1-2）．

- すべてのクライエント中心，患者中心，そして家族中心の枠組みは，クライエントとその家族を尊重することの必要性を強調することから始まる．作業療法のクライエントの背景は多様であり，それぞれ異なる人生経験に遭遇し，また，彼らにとって固有な，またおかれた生活状況を考慮しつつ作業を選択してきた．クライエントは，日常的に遭遇する挑戦に対処するためのスタイルを，日々の基準から発達させてきた．クライエント中心の作業療法の基本的概念は，クライエントが行った選択，クライエントがこれから行う選択，そしてクライエント個人の対処法に対して，セラピストが敬意を示すことである．

クライエントとその家族，および彼らの選択を尊重する

Susan は，労働災害による腰痛が原因で作業障害に見舞われている．彼女は現在，障害年金を受給中である．Susan は運転をすることができないが，公共交通機関やコミュニティ

> サービスから隔離された郊外に住むことを選択した．Susan が作業療法に対する彼女のニーズとして選んだ作業遂行領域には次のものが含まれた．(1)暖房のためのストーブの薪を積んでおけるような環境を整備する．(2)洗濯場の環境的配置を行う．(3)必要時に交通機関を利用する．エネルギー保存のためのその他の生活上の調整や地域社会への参加の促進に関しては知識が提供されたが，郊外型のライフスタイルを維持するという Susan の価値は尊重された．
>
> Mary は高齢で，へんぴな所に住んでいる．彼女は大腿切断のために何年もの間義足を付けていたが，最近，肩関節の腱鞘炎にかかった．彼女の寝室は二階にある．現在彼女は，衛生動作のために，浴室へは這って移動し，便器へ座るときや，旧式の高い縁の浴槽へ入るときの乗り越えは自分でよじ登って行っている．作業療法士が観察した結果，この移乗方法は，非常な努力を要し，上半身の筋力が過度に必要で，腱鞘炎の肩を危険にさらしていた．Mary はあくまでも旧式の浴槽を使うことを好み，他の方法を検討したがらなかった．作業療法の介入によって，彼女の家屋環境は，這ったり床から立ち上がったりする必要がないよう改修された．移動の高さをすべて揃え，着衣・脱衣が必要な場所には休息場所が確保された．Mary が旧式の浴槽へ安全に入れるように，移乗方法が工夫され指導された．この方法は別に考えられた方法よりも困難であったが，この努力や難しさは，彼女が自分の浴槽を使い続けるということに匹敵するだけの価値があった．

● いったんクライエントの多様性と彼らの問題が尊重されると，クライエントとその家族は，彼らが受ける作業療法サービスと彼らの日常的な作業の決定に対して最終的な責任を持つようになるのは明らかである．クライエントは，彼らのニーズに対して最も重要な情報を持っており，自分の作業遂行の問題のうち，作業療法の介入を必要とするものを選択し，正確な意味を説明するよう励まされるべきである．このようなことは現在行われている作業療法実践の中に，どの程度見いだすことができるだろうか？ Northen ら (1995) は，セラピストが目標設定をする過程にクライエントを含めているのは，初期の作業療法セッションにおいて 50％以下であることを明らかにした．Neistadt と Seymour (1995) は，クライエントの優先事項について知るためにより正式な方法が使われた場合には，介入は遂行要素の回復に焦点を当てた治療的アプローチよりも，機能的活動により焦点が当てられることを明らかにした．

第1章

> **クライエントと家族は日常的作業と作業療法サービスに関する決定に最終的な責任を持つ**
>
> Samanthaは70歳の高齢女性で，最近脳卒中になり，自宅へ退院してきた．彼女の夫は，更衣と入浴を手伝おうと思った．Samanthaも夫も，自立に焦点を当てて彼女をくたくたに疲れさせたり，彼を心配させるよりも，これが最良の時間の使い方であると合意した．作業療法士はこの枠組みの中で，安全な環境をつくりあげる方法を考えた．彼らの日常習慣の上に「是が非でも自立」という価値観を強要することなく，夫が妻を介助している間に，彼女の運動パターンもより効率的になった．
>
> ---
>
> 養老院に住む72歳の高齢男性にある作業療法士が関わっている．彼は脳卒中になり，その結果，判断力の低下と時折衝動性がみられるようになり，さらに失調と虚弱の合併があるため，監視なしでの安全な移乗ができなくなった．彼は，一人の介護者が付けば歩行器を使って歩行ができる．しかし，本人単独では歩行不可能であり，介助を待っている間にフラストレーションを起こす．彼の家族は，作業療法に車椅子処方を要請した．クライエントは，車椅子使用に対して動揺していたが，彼の主要な目標は自立して食堂を離れることができるようになることであり，他の人がいなくなるまで順番を待って30分間以上も食堂で待たなくてもいいようにすることだったので，これは受け入れ可能であった．作業療法士はこのクライエントに自立できる車椅子を提供したあと，彼が自分で食堂から出て行くことができるようになったため，監視なしでのベッドへの移乗には危険があることを説明した．これは当初は養老院にとって受け入れがたいことであった．作業療法士は，クライエントが自分の自由意志で食堂を離れるために，転倒の危険が高まる責任を家族が進んでとることを，養老院のスタッフに 受け入れてもらい合意するよう促すことに成功した．環境面においては，最大限可能な限り危険を少なくするよう配慮した．

● 身体的安楽さの確保，情緒的支持，意志決定のための情報を提供すること，およびコミュニケーションの重要性は，すべてのクライエント中心の実践の枠組みで引き合いに出される．クライエントは病院であれ地域であれ，作業療法場面で快適さを感じることが必要である．彼らの作業遂行における問題とその解決法に関する情報が，もし理解可能な方法で与えられるなら，それはクライエントが介入過程を決定する助けとなる．KalmansonとSeligman (1992) は，幼児に対する介入を検討する中で，「関係そのものが介入の焦点ではないときでさえ，すべての介入の成功は，提供者と家族の関係の質にかかっている」と述べた (p.48)．クライエントと作業療法士間の関係と相互作用は，過去に考えられていたよりもはるかに大

きく注目される価値がある．開放的で養護的（caring）な関係の中で，作業療法士はクライエントが話さなければならない物語を聞き，彼／彼女のニーズの説明を傾聴すること，このことによってのみ作業療法士とクライエントは協業して作業遂行の問題を解決する能力を高めることができる．KaschとKnutson（1985）は，専門職のサービスで用いられている2つのタイプの話し方を区別した．彼らは，「地位中心の話し方：position-centred speech」は，ある標準的行動に対する専門家の執着に基づくもので，人々が期待に沿うように行動することと，規則が守られているか確かめる必要性に基づくものだと考えている．彼らが地位中心の話し方の例として引用したのは次のようなものである．「予約時間にきちんと来るようにしなければなりませんよ」，「……ができるようになるために我々はあらゆる可能性を試しています」，「私はあなたが……することが大切だと思います」（p.53）．それとは対照的に，「個人中心の話し方」は，より個別化したものであり，サービス提供者はクライエントの特定の時間の個人的ニーズに焦点を当てる．KaschとKnutsonが引用した個人中心の話し方の例は次の通りである．「たとえあなたの喉の痛みが3，4日で少し良くなったとしても，薬を10日分全部飲むのは大切なことです」，「10日間薬を飲むことは，合併症の併発に対する最良の予防になります」（p.54）．

情報，身体的安楽，情緒的支持の提供．個人中心のコミュニケーションの重視

多発性硬化症の37歳の男性が作業療法へ照会された．彼の状態は悪化し続けており，その結果進行性の四肢麻痺になっていた．主治医は，彼とその家族に彼は寛解状態であると示唆した．彼とその家族にとっての気がかりは，呼吸困難がひどく排痰も困難になっていたため，夜間の身体的安楽を得ることであった．この目標を達成するため，移乗用リフト（ホイスト）を妻が使えるように，また夜間の呼吸を助けるために昇降式の病院用ベッドの導入が提案された．これらの家庭での大きな変更は夫妻に強要されることはなく，むしろ精神的な支持や推薦したものの妥当性に関する情報提供が行われ，それらと睡眠の調整との関係について率直な意見交換が行われた．夫妻は提案を実行することに決め，病院用ベッドのすぐ傍にシングルベッドを設置し，また疲労のために介助なしの移乗を安全にできないときのためにホイストの使用を学んだ．

●クライエントと作業療法士間の協業的パートナーシップ（partnership）を促進するためにクライエントが参加することは，クライエント中心の実践のもうひとつの基本的な概念である．クライエントと作業療法士間のパートナーシップの発展は，セラピストからクライエントへ

の意図的な権限の交替によって助長される．この権限の交替は，クライエントが作業療法の介入にあたって作業遂行の問題を確定（identify）し，介入の焦点についての意志決定に積極的に参加し，そして作業療法サービスの結果を明らかにできるときに起こる．サービス提供者とクライエントの相互作用においてクライエントが参加する程度には様々なレベルがある．Szasz と Hollender（1956）は，参加の連続性を，クライエント－依存（client-dependent）からクライエント－協同（client-cooporative），そして相互参加（mutual participation）へと3つのモデルを定義した．クライエント中心の作業療法の目標は，セラピストとクライエント間の関係が「相互参加」といったものになることである．Pesznecker, Zerwekh, Horn（1989）は，クライエントとサービス提供者が，相互参加の関係を発展させる必要性を強調した．これは，「提供者とクライエントがその関係においてほぼ同等の権限を持ち，相互に依存し，そして互いに何らかの満足を得るような活動に従事する」ような関係であると説明された（p.197）．

作業療法サービスのあらゆる側面でクライエントの参加を促す

45歳の一人暮らしの女性が作業療法へ照会された．彼女は，何年もの間鬱状態であったが，最近アパートを清潔に保っておくことや家計維持のための金銭管理が困難になった．彼女は，一人で生活していくことができなくなるのではないかと恐れている．作業療法介入における彼女の目標は，アパートで一人で生活し続けることである．初回の訪問から，クライエントは作業療法サービスの計画立案に関与し，受け入れ可能な訪問回数の決定と，訪問によって期待できる進歩に向けて目的の設定に関わった．作業療法士は，日によって変化するクライエントの情緒障害に適応するスケジュールを組むための柔軟性を必要とした．最終的に，家事管理に対処するために構成したシステムが設定され，クライエントによって作成された．

● クライエント中心，家族中心，あるいは患者中心のケアのすべての枠組みは，保健医療供給システムの構成方法に焦点を当てている．クライエント中心であるためには，サービス供給のあらゆる面でクライエントやその家族の個別的ニーズが考慮されるので，サービスシステムは柔軟でなければならない．クライエントが手順を理解し，容易にサービス提供にあずかることができるよう，サービスは入手しやすいように調整されている．今回レビューしたすべての枠組みで，保健制度官僚主義がクライエントとその家族を圧倒してしまうことのないように保証する必要性が強調されていた．

協同医書出版社の本

- 精神科医療に作業療法士という専門職が生まれてから57年*（*2022年現在）、本書は我が国に専門職「作業療法士」が生まれて以来ずっと臨床を続けてきた著者による、若い作業療法士に向けた臨床ガイドです。

- 近年、リハビリテーション医療では時間的な制約が理由となり、一連の方法と手順を理解して一つの作品を作り上げていく「作業」という技法がますます活用されなくなっています。そのために、「作業」を用いた治療は、特に精神科リハビリテーションでは主流としての技法であり続けてきたにもかかわらず、それを具体的にどう計画し、手順をどう指導し、作業の治療的効果をどう生み出していくのか、そのための詳しい知識が見えにくい状況になっています。

- 本書は、その半生を「作業療法」の臨床で過ごしてきた作業療法士が、自分の仕事の全てを次の世代の作業療法士たちに伝えるために執筆されました。

目次
作業療法って何だろう？／病気・障害とは何か？／作業療法場面で見られる障害のタイプと認知障害／リハビリテーションの目的／社会生活を円滑に行うために必要な社会生活能力／作業療法の流れ／治療目標／社会生活能力を養うための作業療法の治療的な進め方／作業の組み立て方／指導方法／作業分析の方法／治療の捉え方／再発を防ぐ／家族への対応

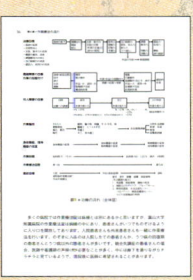

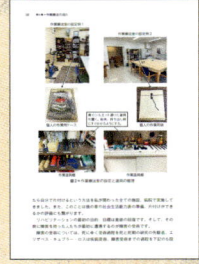

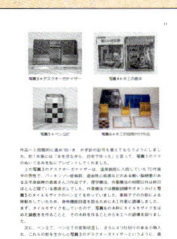

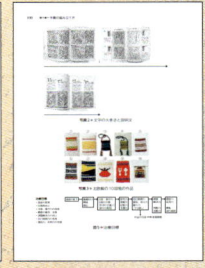

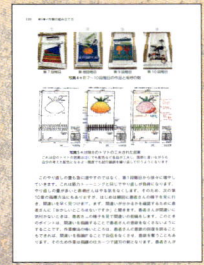

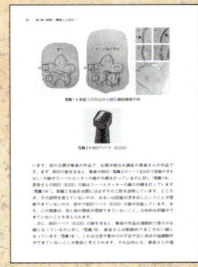

精神科作業療法士の仕事
「社会に生きる手助け」という役割

関 京子 著

- A5・200頁・一部4色刷　定価 **2,750**円（本体2,500円＋税10%）
ISBN978-4-7639-2147-5

立ち読みPDF

**作業療法の目的に適ったプログラムの立て方、
作業手順の指導方法と観察の仕方、
治療効果の判断の方法…
何から何まで、とても細かく、そして具体的に**

協同医書出版社
〒113-0033 東京都文京区本郷3-21-10
Tel. 03-3818-2361／Fax. 03-3818-2368
kyodo-isho.co.jp

最新情報はこちらから｜twitter｜facebook｜Instagram｜ホームページ

日常生活を制限された人への関わりを学ぶための第一歩

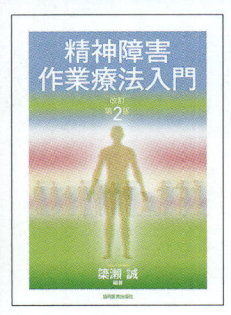

精神障害作業療法入門 改訂第2版

簗瀬 誠 ●編著

● A5・216頁　定価 2,970円（本体 2,700円+税10%）　ISBN978-4-7639-2146-8

論理的思考と実践力を養い，日常生活をていねいに再建し，地域での生活を支える作業療法士になる！

立ち読みPDF

本書は，精神科作業療法について，短時間で，無駄なく，最大限の学習効果をあげるための教科書です．統合失調症を中心に，疾患・障害に対する理解と作業療法の目的，そのための実践手順の解説に主眼がおかれています．改訂版ではより具体的に「日常生活の制限－6要因モデル」による作業療法の進め方を提示し，実践例を紹介しています．臨床をイメージしながら，論理的な思考に基づいて退院へ繋げ，地域生活に繋げ，日常生活の安定に繋げる作業療法士としての仕事の核心部分を知ることができます．

また作業療法の黎明期から，近年のMTDLPの活用，地域での作業療法士の役割や多職種との連携，「リカバリー」へという大きな流れのなかに自らの専門を位置付け，役割を理解できます．

初版の著者である編著者を中核とした長年にわたる作業療法士養成教育の経験と，臨床経験を注ぎ込み，入門書として必要なことに絞り込んでわかりやすくまとめています．授業での活用のみならず，臨床実習の参考書としても役立つ一冊です．

当社刊行書籍のご購入について

当社の書籍の購入に際しましては，以下の通りご注文賜りますよう，お願い申し上げます．

◆ 書店で
医書専門店，総合書店の医書売場でご購入下さい．一般書店でもご購入いただけます．直接書店にてご注文いただくか，もしくは注文書に購入をご希望の書店名を明記した上で，注文書をFAX（注文受付FAX番号：03-3818-2847）あるいは郵便にて弊社宛にお送り下さい．

◆ 郵送・宅配便で
注文書に必要事項をご記入の上，FAX（注文受付FAX番号：03-3818-2847）あるいは郵便にて弊社宛にお送り下さい．本をお送りする方法として，①郵便振替用紙での払込後に郵送にてお届けする方法と，②代金引換の宅配便とがございますので，ご指定下さい．なお，①②とも送料がかかりますので，あらかじめご了承下さい．

◆ インターネットで
弊社ホームページ http://www.kyodo-isho.co.jp/ でもご注文いただけます．ご利用下さい．

〈キリトリ線〉

注文書（FAX: 03-3818-2847）

書名	定価	冊数
精神科 作業療法士の仕事 「社会に生きる手助け」という役割	定価2,750円（本体2,500円+税10%）	
精神障害作業療法入門 改訂第2版	定価2,970円（本体2,700円+税10%）	

フリガナ	
お名前	
お届け先ご住所電話番号	〒□□□-□□□□ 電話（　　）　－　　，ファックス（　　）　－
Eメールアドレス	＠
購入方法	□ 郵送（代金払込後，郵送） □ 宅配便（代金引換）【配達ご希望日時：平日・土休日，午前中・14～16時・16～18時・18～20時・19～21時】 □ 書店でのご購入【購入書店名：　　　都道府県　　　市区町村　　　書店】

新刊のご案内および図書目録などの弊社出版物に関するお知らせを，郵送または電子メールにてお送りする場合がございます．
記入していただいた住所およびメールアドレスに弊社からのお知らせをお送りしてもよろしいですか？　□ 希望する　□ 希望しない

協同医書出版社　〒113-0033　東京都文京区本郷3-21-10　TEL (03) 3818-2361
URL http://www.kyodo-isho.co.jp/　FAX (03) 3818-2368

柔軟で，個々人に合った作業療法サービスの提供

Billは一般病院のリハビリテーション病棟に入院している．彼は10年来，進行性の下肢の末梢神経疾患にかかっており，金属製の両側の下肢装具とキャスター付き歩行器の併用が必要である．彼は，エレベーターのドアが早く閉まりすぎた際に転倒し，上腕骨を骨折して入院した．セラピストはカナダ作業遂行測定を用いて，Billの主要な目標は，在宅ケア支援付きの一人暮らしに戻ることであることを見いだした．彼の関心事は，歩行，骨折した腕を洗濯や更衣に使用すること，トイレへの移乗であった．治療は当初，腕の緩やかな運動（mobilization）に焦点を当て，次第に整容や更衣へと進めていった．障害側の腕に一部体重負荷をして歩行器を使うことが許可されたので，日常生活の課題を増やしていった．考慮した要因には，自宅の環境を正確に再現した座面の高さ，床材，および手すりの配置が含まれていた．彼は夜間は装具を装着しないため，夜間のための移動訓練が必要とされた．クライエントが，自宅の環境内で使えそうな移動方法に関する多くの問題を明確にすることは不可欠である．幾人かのスタッフは，Billが治療過程で用いたやり方が，手管に長けているとか，押しつけがましいと感じていた．しかしながら，安全な家庭復帰にクライエントが自信が持てるような技能を高めるために，クライエントがうまく機能するような環境的文脈を尊重することは不可欠である．Billが一人暮らしに戻ったときに十分自立が達成できるか確認するために家庭訪問が行われた．エレベーターに対処する方法が考案され，地域の在宅ケア（Home Care）で経過を追うことになった．

片麻痺（脳性麻痺）の5歳の少女が正常運動発達検査の評価/介入のために照会された．このような照会に対する典型的なアプローチは，巧緻動作の評価と知覚運動評価バッテリーを実施することである．しかしながら，1回目の学校訪問時に両親と話し合う中で，教室での主要な懸念は，(1)トイレへ行くのに重たいドアを通らなければならないこと，(2)放課後にバスを待つこと（注意集中力のなさがこれを困難にしている），であることが判った．これらの問題に関する環境面の援助の方が，当初に照会された評価バッテリーよりも優先事項であるとの判断が下された．このことは照会元の機関との間で確認され，介入時には，学校と両親の主な関心事に最初に焦点を当てることとなった．

第1章

● 可能にすることとクライエントの関与を促すこと，そしてクライエントが決めた結果に焦点を当てることは，クライエント中心の作業療法にもともと備わったものである．セラピストは，作業遂行の問題に対して解決策を提供するエキスパートではない．クライエント中心のアプローチでは，セラピストは，クライエントが解決策を生み出したり遂行できるように働きかけるファシリテーターである．ある作業遂行の問題を解決していく過程の中で，クライエントは，日常的作業を遂行する中で直面するかもしれない未知の問題を解決するためのスキルを獲得する．

クライエントが作業遂行の問題を解決できるようにする

脊髄損傷による四肢麻痺である28歳の男性は，1年前から上部背部に痛みが続いている．彼は，車椅子の処方のために作業療法へ照会された．彼は事故以来，軽量の標準型手動車椅子を使っていたが，この1年間は背部痛のために運動が制限されていた．この痛みは車椅子駆動時に最悪となり，筋肉のスパズムが自立した移動の安全性をもおびやかしていた．クライエントの一番の問題は，これまでとは異なる姿勢で手動型車椅子を使い続けるか，あるいは上半身の緊張を少なくするために電動式車椅子へ変更し，できればそれによって痛みをコントロールできるようにするかということであった．クライエントは，どうすればよいか分からず，セラピストが決めてくれることを望んだ．セラピストは1つの方法を推薦する代わりに，クライエントが実際に種々の移動方法を試せるようにした．この手順を踏んだあと，彼は日常生活の質を有意に高めるものと予想される電動式のものに決めることができた．

● クライエント中心の作業療法に固有の概念のひとつは，クライエントが「生活し，働き，遊ぶ」環境や地域社会からクライエントを引き離さないことの承認である．これが仮に，文脈適合性と呼ばれようと，地域支援の利用，ケアの継続性，あるいは移行の問題と呼ばれようと，クライエントの役割と生活の認識がより大きな地域社会の範囲内で考慮されることが必要であり，これはサービス提供の全側面で行われることが重要である．我々は，人−環境の行動理論から，環境が個人の役割やその日常作業に対して促進的効果も抑制的効果ももたらし得ることを知っている（Law, Cooper, Stewart, Letts, Rigby, & Strong, 1994）．作業療法で創発した実践モデルは，人−環境−作業の関係と作業遂行を促進するように，環境を変えることに焦点を当てた作業療法介入の可能性を強調している（Law, Cooper, Strong, Stewart, Rigby, & Letts, 1997）．

> ### 人―環境―作業の関係に焦点を当てる
>
> Mark は，自動車事故によって後天性の頭部外傷となった 42 歳の中年の男性である．彼は，受傷して 2 年経過後，職業評価プログラムの試行的仕事がうまくできないために作業療法へ照会された．頭部外傷による Mark の認知障害には，記憶障害，名前や言葉の探索困難，新たな社会的場面での問題解決の困難，読解力の乏しさ，ストレスに伴う頭痛が含まれる．彼が再び運転できるようになりたいと考えていることもフラストレーションになっている．彼の利点には，無意識的な社交的スキル，高い動機付けと職業倫理観，そして身体の強健さと協調性が含まれた．問題となった試行的仕事は，忙しい 2 つの店舗の発送と受取部門で，必要に応じて顧客と対応したり在庫管理をすることであった．彼の以前の職業経験はすべて，工事か，自動車に関する仕事か，あるいは大型の機械の操縦に絞られていた．作業療法の介入は，以下に焦点を当てた．(1)試行的仕事のための戦略を考えるために Mark と共に働くこと．これはうまくいったが，彼が前に行ったことのある仕事すべてと関連性のない仕事だったので，状況そのものは困難であった．(2) Mark の強健さとこれまでの経験を利用するような環境を探求するよう試行的仕事の調整者に相談すること．そして (3) 不必要に滞っていた自動車免許の再取得のための評価を Mark が受けられるように適切な交渉を行うこと．クライエントが働くことを要求される環境を準備することにより，Mark は自動車修理工場で試行的仕事を成功裡に終了し，自動車免許も獲得し，合法的に車を駐車場で移動できるようになった．Mark の対処技能の増大は十分ではない．Mark と仕事環境と作業の適合には，介入後成功した結果を確かなものにするための取り組みが必要である．

クライエント中心の作業療法のチャレンジ

作業療法士とクライエントが共同作業としてクライエント中心の作業療法実践を実施するには多くの課題がある．我々は，作業遂行の問題を確定し解決する機会をクライエントに与えるように作業療法実践の過程を再適合するのであるから，セラピストは絶えず練習を積むという方向へ変化する必要がある．家族中心の早期介入における倫理的問題について，Sokoly と Dokecki (1992) は，すべての専門職が「これまで受け入れられている方法のすべてに疑問を持つ必要がある」と述べた (p.25)．クライエント中心の実践における我々自身への期待は変化するだろう．クライエント中心の作業療法士は，作業遂行の問題を柔軟な方法でクライエントと共に解決することで，思慮深い実践者へと成長するだろう (Schon, 1983)．クライエントの

第1章

ニーズおよび作業療法目標の共通理解を確かにするためにクライエントと協業する能力は，サービス提供者−クライエント関係が強くかつ効果的であることを確認する鍵である．

　クライエント中心および家族中心のサービスを実施する際の課題についてこれまで書かれたものはたくさんあるが，これらの問題を調査した研究はわずかである．最近の研究で，小児のリハビリテーションセンターで13人のサービス提供者に詳細なインタビューを行ったものがあるが，それによれば，家族中心のサービスの実施にいたる変化の過程はダイナミックであり，変化は持続的で，始めから終着点が見えているわけではないことが判った（Law, Brown, Barnes, King, Rosenbaum, & King, 1997）．時間と資源は，家族中心のサービスを実施するにあたって最も重要な課題であることが確認された．サービスが組織化されるその方法は，家族とサービス提供者間の相互作用とパートナーシップを制限する内在的な組織的障壁をもたらす．クライエントと家族がサービスを受けに来たとき，施設の物理的環境によって歓迎している雰囲気を高めることができる．一方，騒がしく，混雑し，あるいは会うための空間が狭いと問題の増大を引き起こす．パートナーシップをどの程度望むかは，家族とクライエントによって違いがあるだろう．クライエントはそれぞれ異なった経験を持ち，また自信のレベルも違っている．このように，クライエント中心のサービスは，クライエントと作業療法士双方にとってのチャレンジである．クライエント中心のサービスに慣れないクライエントにとって，サービス実施についての協議は難しいかもしれない．

　クライエント中心の作業療法の実施には時間を要する．作業療法士は，交渉といった領域の新たな技能を発展させるのと同じくらい，自分自身の信念と価値観を理解していることが大切である．クライエントの希望を叶えられないのではないかという恐れから，作業療法士がクライエントの希望を尋ねたがらない場合もあるかもしれない．クライエント中心の作業療法の実施を援助するために，実践レベルの知識がさらに必要であることは確かである．

文献

Berkowitz, E. D. (1989). Allocating resources for rehabilitation: A historical and ethical framework. *Social Sciences Quarterly, 70,* 40-52.

Bernard, P. (1995). Implications of client-centred counseling for nursing practice. *Nursing Times, 91,* 35-37.

Blank, A. E., Horowitz, S., & Matza, D. (1995). Quality with a human face? The Samuels Planetree model hospital unit. *Journal on Quality Improvement, 21,* 289-299.

Cain, D. J. (1990). Further thoughts about non-directiveness and client-centred therapy. *Person-Centered Review, 5,* 89-99.

Canadian Association of Occupational Therapists (1997). *Enabling occupation: An occupational therapy perspective.* Ottawa, ON: CAOT Publications ACE.

Chewning, B., & Sleath, B. (1996). Medication decision-making and management: A client-centred model. *Social Sciences and Medicine, 42,* 389-398.

Epp, H. (1986). *Achieving health for all: A framework for health promotion* (Report No. H39-102/1987E). Ottawa, ON: Health and Welfare Canada.

Gage, M. (1995). Re-engineering of health care: Opportunity or threat for occupational therapists? *Canadian Journal of Occupational Therapy, 62*(4), 197-207.

Gerteis, M., Edgman-Levitan, S., Daley, J., & Delbanco, T. L. (1993). *Through the patient's eyes: Understanding and promoting patient-centred care*. San Francisco: Jossey-Bass Publishers.

Gliedman, J., & Roth, W. (1980). *The unexpected minority: Handicapped children in America*. New York: Harcourt Brace Jovanovich.

Greenfield, S., Kaplan, S.H., & Ware, J.E. (1985). Expanding patient involvement in care: Effects on patient outcomes. *Annals of Internal Medicine, 102*, 520-528.

Haiman, S. (1995). Dilemmas in professional collaboration with consumers. *Journal of Psychiatric Services, 46*, 443-445.

Henbest, R. J., & Stewart, M. (1990). Patient-centredness in the consultation. II: Does it really make a difference? *Family Practice, 7*, 28-33.

Johnson, R. (1993). Attitudes don't just hang in the air...Disabled people's perceptions of physiotherapists. *Physiotherapy, 79*, 619-626.

Kalmanson, B., & Seligman, S. (1992). Family-provider relationships: The basis of all interventions. *Infants & Young Children, 4*(4), 46-52.

Kasch, C. R., & Knutson, K. (1985). Patient compliance and interpersonal style: Implications for practice and research. *Journal of Nurse Practitioner*, March, 52-54.

Law, M., Baptiste, S., & Mills, J. (1995). Client-centred practice: What does it mean and does it make a difference? *Canadian Journal of Occupational Therapy, 62*, 250-257.

Law, M., Brown, S., Barnes, S., King, G., Rosenbaum, P., & King, S. (1997). *Implementing family-centred service in Ontario at children's rehabilitation centres*. Hamilton, ON: Neurodevelopmental Clinical Research Unit, McMaster University.

Law, M., Cooper, B., Strong, S., Stewart, D., Rigby, P., & Letts, L. (1997). A theoretical context for the practice of occupational therapy. In C. Christensen & C. Baum (Eds.). *Occupational therapy achieving human performance needs in daily living (2nd ed.)*. Thorofare, NJ: SLACK Incorporated.

Law, M., Cooper, B., Stewart, D., Letts, L., Rigby, P., & Strong, S. (1994). Person-environment relations. *Work, 4*, 228-238.

Matheis-Kraft, C., George, S., Olinger, M. J., & York, L. (1990). Patient-driven health care works. *Nursing Management, 21*, 124-128.

Mattingly, C. (1991). The narrative nature of clinical reasoning. *American Journal of Occupational Therapy, 45*, 998-1005.

May, R. (1983). The problem of evil: An open letter to Carl Rogers. *Journal of Humanistic Psychology, 122*, 10-21.

Moorehead, R., & Winefield, H. (1991). Teaching counselling skills to fourth year medical students: A dilemma concerning goals. *Family Practice, 8*, 343-346.

Neistadt, M. E., & Seymour, S. T. (1995). Treatment activity preferences of occupational therapists in adult physical dysfunction settings. *American Journal of Occupational Therapy, 49*. 437-443.

Neistadt, M. E. (1995). Methods of assessing clients' priorities: A survey of adult physical dysfunction settings. *American Journal of Occupational Therapy, 49*, 428-436.

Northen, J. G., Rust, D. M., Nelson, C. E., & Watts, J. H. (1995). Involvement of adult rehabilitation patients in setting occupational therapy goals. *American Journal of Occupational Therapy, 49*, 214-220.

Pesznecker, B. L., Zerwekh, J. V., & Horn, B. J. (1989). The mutual-participation relationship: Key to facilitating self-care practices in clients and families. *Public Health Nursing, 6*, 197-203.

Rogers, C. R. (1939). *The clinical treatment of the problem child*. Boston: Houghton-Mifflin.

Rogers, C. R. (1942). *Counselling and psychotherapy*. Boston: Houghton-Mifflin.

Rogers, C. R. (1951). *Client-centred therapy*. Boston: Houghton-Mifflin.

Rosenbaum, P., King, S., Law, M., King, G., & Evans, J. (In press). Family-centred service: A conceptual framework and research review. *Physical & Occupational Therapy in Pediatrics*.

Schon, D. (1983). *The reflective practitioner*. San Francisco: Jossey-Bass Publishers.

Schwartz, K. B. (1991). Clinical reasoning and new ideas on intelligence: Implications for teaching and learning. *American Journal of Occupational Therapy, 45*, 1033-1037.

Shelton, T. L., Jeppson, E. S., & Johnson, B. H. (1987). *Underlining family-centred care for children with special health care needs*. Washington, DC: Association for the Care of Children's Health.

Sokoly, M. M., & Dokecki, P. R. (1992). Ethical perspectives on family-centred early intervention. Infants & Young Children, 4(4), 23-32.

Swanson, L. (1997) Canadian farmers with disabilities: Experts in the fields. *Abilities, 30*, 50-51.

第 1 章

Szasz, T. A., & Hollender, M. H. (1956). A contribution to the philosophy of medicine: The basic models of the doctor-patient relationship. *Archives of Internal Medicine, 97*, 585-592.

第2章　クライエント中心の実践は違いを生むか？

Mary Law, PhD, OT(C)

　作業療法サービスを受けている人々は，自分たちが受けている介入によって彼らの機能と生活の質（quality of life：以下QOL）が変化するか知りたがり，また，しばしばそうなるものと推測している．保健医療費の支払い機関（health care payers）も，作業療法の有効性を裏づける根拠を求めている．有効であるという根拠に基づいた作業療法実践は，我々のクライエントが最も良質のサービスを受けていることの確認になり，また機能的成果が得られればそれは結果的に費用を抑えることになるだろう．

　根拠に基づいた作業療法には，2つの特性がある．即ち，特別な介入アプローチが用いられることと，サービスの供給の仕方である．この特別の介入アプローチは，個々のクライエントについて人－環境－作業の関係を分析した後に決定する．いったんクライエントが作業遂行上の問題を確認したら，その確認された遂行問題に対する最適な理論的介入アプローチを選択する．例えば介入アプローチには，カナダ作業遂行モデル（Canadian Model of Occupational Performance；Canadian Association of Occupational Therapists, 1997），人間作業モデル（Kielhofner,1995），環境調整（environmental modification）（Law, Cooper, Strong, Stewart, Rigby, & Letts, 1996），認知・行動アプローチ（cognitive behavioural approach）に基づいた介入が含まれる．介入の有効性と効果，即ち，作業療法士がすることは「何」なのかを裏づける根拠は極めて重要である．同じく重要なのは，作業療法サービスがどのように供給されるかという意味で，「いかに」行うのかということの根拠である．本書は，クライエント中心の作業療法と呼ばれる作業療法サービスの供給方法を概説したものである．クライエント中心の作業療法（サービスの供給方法）が違いを生むかどうかをセラピストが知るために，これまでの研究結果をレビューすることが重要である．

研究結果の種類

　サービスの供給を評価する研究論文には，個人的供述（single person testimonials）による

ものから無作為抽出の臨床試験によるものまでが含まれる．作業療法や他の保健医療専門職のサービス供給に関する研究には，質的手法と量的手法の両方が用いられてきた．ある特定の研究や一連の研究で報告された内容の根拠の強さについて判断することは，セラピストの課題である．

　量的手法を用いた研究を批判的にレビューするために，多くの著者が基準をつくってきた（Sackett, Haynes, Guyatt, & Tugwell, 1991 ; Law, 1987 ; Guyatt, Sackett, & Cook, 1993）．これらの著者が用いた基準には，研究デザイン，研究対象のグループ間の類似性，偏り（bias）の存在，成果測定の信頼性と妥当性，サンプリング，統計的および臨床的有意性，治療効果の大きさ，追跡調査の完全性，治療効果の精度，読者の実践に対する研究結果の適用可能性，が含まれる．コクラン共同体（Cochrane Collaboration）のような集団，即ち根拠に基づいた実践（evidence-based practice）（Huston, 1996）をレビューするための国際的ネットワークが，保健医療の広範な分野の体系的レビューの完成を支援している．根拠に関するレビューが完成すると，レビューのすべての結果をメタアナリシス（meta-analysis）および/または根拠の基準（level of evidence）（Sackett, 1993）を使ってまとめることができる．

　質的手法を用いた研究のレビューで焦点が当てられてきたのは，研究デザイン，研究目的，サンプリング，トライアンギュレーション（triangulation：三角測量的手法〔訳注：多元的な調査方法を用いる手法．『新社会学辞典』森岡清美他編，有斐閣，東京，1993より〕）の根拠，分析方法，データと結果の信憑性，否定的事例分析の利用，結果に対してすべての説明可能性をチェックすること，である（Lincoln & Guba, 1985 ; Patton, 1990 ; Forchuck, & Roberts, 1993）．

クライエント中心の実践に関する研究

　本章の執筆に先立ち，クライエント中心の実践に関する文献レビューを，「クライエント中心（client-centred）」，「患者中心（patient-centred）」，「患者に焦点を当てた（patient-focused）」，「家族中心（family-centred）」のサービス，というキイワードを用いて行った．主な保健医療と心理学領域のコンピューター索引すべてを使って，1980年から1997年までの文献を検索した．さらに根拠を得るために，関連研究の文献リストを検索した．文献検索は作業療法実践に限らず，保健医療サービス供給の全領域を対象とした．

　レビューした研究論文は，調査された主な成果に基づいてまとめられた．即ち，専門職の指示の遵守（adherence to intervention recommendations），クライエントの満足，機能的成果である．文献レビューの結果をこれら3つの領域に沿って説明する．

専門職の指示の遵守

　Avis（1994）は，参与観察と詳細なインタビュー（in-depth interview）による質的手法を用いて，外科病棟の12名の参与観察と，術後の10名のインタビューを行い，患者が何を経験しているかを調査した．この外科病棟においては，患者は何をすべきか言われるものと期待していたので，あまり質問をしなかった．彼らは，しばしば仲間や家族から情報を得ようとしたが，率先して保健医療の専門職に尋ねることはなかった．　Avisは，手術を受ける患者の知識不足が参加および質問能力に重大な影響を与えているかもしれないと述べている．患者は，手術に対して「機械的」（instrumental）アプローチをとり，手術を自分自身と保健医療専門職の力関係の差に甘んじるための作業とみなしているかもしれない．力関係の差と不十分なコミュニケーションが，この保健医療経験に参加する患者の能力を低下させている最も重要な要因だったのである．

　King, King, Rosenbaum（1996）は，介護，情報交換，支持，パートナーシップ間の相互関係，そしてそれらがクライエントの満足，遵守，およびストレスに与える影響についてレビューした．介護とクライエントの遵守に関する結果のレビューからKing, King, Rosenbaumは，クライエントを支持するもので，かつ敬意に満ちたサービスを提供することが，専門職の指示の遵守に有意に関連していたと述べている．サービス提供の別の側面を調べるためにさらに研究する必要があるが，それには例えば，情報の提供やクライエントとパートナーとして働くことが，リハビリテーション実践の遵守に対してどのような効果をもたらすかの判断が含まれる．

クライエントの満足

　King, Rosenbaum, King（1996）は，情報の提供，パートナーシップ，支持的で敬意に満ちたケアを提供することが，子供のリハビリテーションサービスにおける親の満足度と有意な関係があることを見いだした．満足感には，保健専門職が実施した内容よりも，コミュニケーションと応対の仕方がより大きく影響していた．多くの研究は，敬意に満ちた対応と意志決定を助ける情報提供が，クライエントの満足感を高めることを示している（Doyle & Ware, 1977；Calnan, Katsouyiannopoulos, Ovcharov, Prokhorskas, Ramic, & Williams, 1994；Ben-Sira, 1976；Wasserman, Inui, Barriatua, Carter, & Lipponcott, 1984）．

　CaroとDerevensky（1991）による研究は，家族に焦点を当て，家庭に出向いて介入した子供の16名の親が，提供されたプログラムの個別性に非常に高い満足感を持ったことを示唆した．Kirkhart（1995）による研究は，保健医療サービス提供者とクライエントのパートナーシップおよび関係性の強化を重視する，家族に焦点を当てたケア提供システムを実施した結果，

クライエントと医師の満足度が向上して，費用が抑えられたことを示している．

　Abramson（1990）は，退院計画過程（process）についての5つの研究をレビューした．これらの研究結果は，クライエントが退院計画過程をどの程度コントロールしたかが退院計画の満足度に有意に影響することを示している．転院や退院先（relocation）がどのようなものであってもクライエントがその決定に参加することで，転院や退院先による思わしくない結果を減らせることが判った．

　HenbestとFehrsen（1992）は，非西洋的な環境，特に南アフリカの貧しい人々の医療実践において，患者を中心にすることの適用可能性を研究した．彼らは，どの程度患者中心であるかを知るために信頼性と妥当性のある尺度を用いたが，医師5名と看護婦3名の中で患者中心の本質を何とするかが非常に異なることを発見した．匿名の評価者によって，医療との出会いの内容が，患者中心の特徴に関連して評価された．医療との出会いに対する患者の全体的満足度を知るために追跡調査を行った．その結果，患者中心の特徴の評価で得点が高い患者は有意に満足度が高く，症状改善を確信している度合いも有意に高かった．

　HenbestとStewart（1990）は，家庭医からサービスを受けた73人分の医療相談をテープに録音し，前向き（prospective）追跡調査を行った．相談における患者中心の度合いを個別に評定し，さらに相談時と2週間後に構成的インタビューを行った．医療との出会いが患者中心だったとする評点と，自分の心配事を医師が傾聴し理解したという患者の満足度には有意な関係があった．追跡時のインタビューでは，90％の患者は医療との出会いにかなり満足していたが，患者中心の評点と患者の満足度には有意な関係がなかった．また，2週間後の追跡で，患者中心の評点と症状の改善との間にも有意な関係がなかった．この研究で患者中心の医療との出会いの評点と満足度の間に有意な関係がなかったことについて，著者たちは，おそらくこの研究では，高度な患者中心の出会いをした人が少なかったことが影響しているのだろうと述べている．

　Dunst, Trivette, Boyd, Brookfield（1994）は，サービス供給のための専門知識モデル（expertise model），直接的指導モデル（direct guidance model），エンパワーメントモデル（empowerment model〔訳注：empowerment；より良い社会を築くための責任を持った変革の主体となる力をつけること．『情報・知識　imidas』集英社，東京，1999より〕）の3つの研究を比較した．その結果，親の関与と意志決定を促すエンパワーメントモデルが，親に高い統制感と満足をもたらすことが判った．

　MarcenkoとSmith（1992）は，32名の発達障害児の母親を対象とした量的データと質的データを用いた研究で，家族中心のアプローチが母親に高い満足感をもたらすことを示したが，これは特に，提供された情報と唱道サービス（adovocacy service〔訳注：adovocacy；特定集団の権利を守り主張すること．『情報・知識　imidas』より〕）と関係していた．

クライエント中心の実践は違いを生むか？

　SteinとJessop（1984, 1991）は無作為抽出の研究デザインで，慢性の病気を持った子供の219家族を調査した．一方の群は小児在宅ケアプログラムを受け，もう一方の群は病院による標準的なケアを受けた．小児在宅ケアプログラムを受けた家族は，それまでに受けていたサービスに比べ有意に高い満足度を示した．さらに，これらの家族の子供は，心理的適応に有意な改善を示した．両群の子供の機能状態に差はなかった．SteinとJessopは1991年に両群を追跡調査したが，小児在宅ケアプログラムを受けた子供たちは，依然として，適応の点で有意に高い得点を示した．Steinらは，これらの成果をもたらした在宅ケアプログラムのどの側面がその結果を招いたかについて，親が子供のケアについて意志決定するように励まし，サービス提供者と共にパートナーシップを育むように奨励する家族中心という側面であると信じている．

　Cleary, Edgman-Levitan, Roberts, Moloney, McMullen, Walker, Delbanco（1991）はアメリカ合衆国で無作為に62病院を抽出し，その病院を退院した6,455名の成人にインタビューした．この研究で，サービス供給の重要な問題点として高率の患者によって取り上げられた項目には，病院職員と信頼関係を築けないこと，病院の日常的習慣に関する情報の伝達が不十分なこと，質問に答える医師が見つからないこと，退院計画に関する情報が少ないことが含まれていた．患者が申し分ないと評価した事項には，検査と薬物治療の説明，職員が患者のニーズを満たすように努めること，家族の関与を奨励することが含まれていた．この結果では健康状態による有意差があり，病気の重い患者ほど，自分がどのように扱われるかという点で問題に遭遇することが多いという傾向があった．

　すべての研究が，情報提供とパートナーシップを強調したプログラムの実施後にクライエントの満足感が高まることを示しているわけではない．例えば，スズカケの木モデル（Planetree）の患者中心のケアの初期の研究では，患者中心に行っている病棟の患者と標準的な病棟の患者の満足度には有意差がなかった．一方で，看護婦と看護助手は，患者中心に焦点を当てることに有意に高い満足を示した．この患者の満足度調査の結果では，病気の重症度を考慮していないので，このことが他の研究と違う結果をもたらしたのかもしれない．この研究でさらに混乱を招いているのは，患者中心の病棟の群に配置された60％近い患者が，病院の他の病棟から移されている点である．従って，彼らが患者の満足度調査を行ったとき，この2つの単位が正確に区分されていたかどうか判断するのは難しい．

機能的成果（functional outcomes）

　発達上の問題または発達障害を持つ子供の家族に対する個別的目標設定の効果を調べた多くの研究は，「支持的家族の意志決定と協業的目標設定」と「家族と子供の機能的成果の進歩」の間に有意な関係があることを示唆している（Dunst, Trivette, & Deal, 1988; Pomeranz, 1984; Cleary et al., 1991）．

Starfield, Wray, Hess, Gross, Birk, D'Lugoff（1981）は，ある保健組合を通して外来でケアを受けた人々と，医師・看護婦との間の一致度について調べた．94名を対象に研究に着手し，41名について追跡調査を行った．その研究結果は，保健医療サービス提供者とクライエントが取り上げた問題の焦点が一致している場合には，クライエントは追跡時にその問題は既に解決したとする傾向が見られることを示している．著者らは，クライエントとサービス提供者の意見の一致が，健康問題の解決を確実にする上で重要だと結論づけた．

Moxley-Haegert と Serbin（1983）は，無作為抽出の対照試験で，発達遅滞の幼児の親に情報と教育を提供することの効果について研究した．この研究では，39名の親を無作為に3グループ，即ち自宅で子供の発達について教育を受ける群，子供の扱い方について一般的な教育を受ける群，教育を受けない群に分けた．子供の発達について教育を受けた親は，より頻繁に治療プログラムに参加し，自分の子供の発達的スキルに関する情報をサービス担当者に伝える能力が向上した．また，親が発達の教育を受けた群の子供たちは，Bayley 幼児用発達尺度（Bayley Scales of Infant Development）の運動技能得点も有意に向上した．Parker, Zahr, Cole, Breck（1992）は，未熟児への発達的介入についても同様の結果を得た．

King, King, Rosenbaum, Goffin（1997）は，164名を対象にした断面研究で，構造方程式モデルの手法（structural equation modeling approach〔訳注：structural equation model；共通の変数を含む複数個の重回帰式を用いる統計的手法．『新社会学辞典』より〕）を用い，障害児の親の情緒的安定に関連する要因を調査した．その結果は，ケアの提供のされ方と親のストレスの間に有意な因果関係があることを示唆した．自分たちの子供が受けているリハビリテーションがより家族中心のやり方で提供されていると感じている親の方が，ストレスの経験が少なかった．

Rosenbaum, King, Law, King, Evans（印刷中）は，家族中心のサービス供給と，家族と子供の成果との関係を調べるために，小児領域の研究結果をレビューした．研究は，根拠の基準（level of evidence）を用いて分類した．即ち，クラスⅠは無作為割付による対照試験，クラスⅡはコホート研究または前後研究（before and after study），クラスⅢは断面研究（cross-sectional study）とケースコントロール研究（case-controlled study〔訳注：研究対象の患者と対照群を設定して，過去の関心ある危険因子に関する記録を調査し，その関連を検討する研究デザイン．『医学統計学ハンドブック』宮原英夫他編，朝倉書店，東京，1995より〕），クラスⅣは記述的研究（discriptive study）と事例研究（case study）である．このレビューの結果は，サービスに家族中心のアプローチを用いることが親に満足感をもたらすことを支持する強力な根拠を示した．サービスに家族中心のアプローチを用いることが，親の成果と子供の機能的成果を改善し得るという点については，中ないし強度の根拠が得られた．

Caro と Derevensky（1991）は，中等度から重度の障害児を持つ16家族を用いて，家族中

心の介入モデルを研究した．前後研究デザインで，量的手法と質的手法の両方を用いて5カ月にわたって毎週2時間の自宅訪問を実施し，その成果を評価した．最初に，それぞれの家族が決めた目標に基づいて，個別的家族サービス計画が立案された．介入では，子供の発達と子供の機能的課題の促進法に関する情報を親に提供すること，そして親子間の相互作用を促すことに焦点を当てた．このような介入によってBattell発達検査（Battell Developmental Inventory）における，年齢補正した遂行能力が平均4カ月改善した．親子の相互作用と，親の教育技能（skill）にも改善がみられた．親がどう感じているかを質的手法で分析した結果，親たちは子供が意味のある進歩を遂げたと認識し，また，自分たちが障害児の親としての役割をとるための新しい技能を発達させ，支持を得たと感じていた．

クライエントによる意志決定の効果をKaplan（1991）が調査した．Kaplanによれば，QOLの問題に関する意志決定をすることは困難な場合が多いが，それは，介入の効果が必ずしも明瞭ではなく，全体のかねあいに関係する意志決定も含むからである．作業療法士は，クライエントの決定に影響する問題を常にすべて知っているわけではない．Kaplanが述べるように，「彼らの行動は，他者から権威を尊重しないとか反抗的とみなされるかもしれない．しかし実際には彼らの選択は，薬物使用の健康への影響と社会的影響の間の注意深いバランスの反映かもしれない」（p.72）．この引用は糖尿病患者が薬物治療を選択する場面だが，作業療法で行うクライエントの選択にも当てはめることができる．Kaplanは，クライエントの統制感が免疫機能を改善し，より良い健康状態に結び付くことを示す根拠についてレビューした．

Greenfield, Kaplan, Ware（1985）の研究は，人々は病気に関する情報を教育され得るものであり，この情報がより良い成果をもたらすことを示している．無作為対照試験において，十二指腸潰瘍の患者に20分間の介入を行って自分の医学記録を読むための教育をし，方針決定の話し合いにあたってどのように医師に質問するかを指導した．6週間後，介入を受けたグループは有意に満足度が向上し，機能制限が減少した．この研究は，糖尿病患者でも同様に検証された（Greenfield, Kaplan, Ware, Yano, & Frank, 1988）．

ある保健組合の415名のクライエントについて調べたPitts, Schwankovsky, Thompson, Cruzen, Everett, Freedman（1991）は，サービスを受けている人々がもっと主体性を持ちたいと考えていること，特に，効果の程度が同じような場合の介入法の選択や，介入の効果が不明なときにそうしたいと思っていることを発見した．介入の効果が分かっているときや，介入の選択に多くの専門知識を要するときには，治療上の決定をサービス提供者に任せても構わないという傾向が示された．Kaplan（1991）は「統制権の保持ではなく，情報と統制権の欠如が不合理な選択をもたらす」（p.86）と指摘している．

最近の無作為試験で，70歳以上の651人のクライエントについて，ある病院で一般的な医学的ケアを受けた人と，機能的自立をめざす施設で患者中心のケアを受けた人を研究した（Landefeld, Palmer, Kresevic, Fortinsky, & Kowal, 1995）．機能的自立をめざす施設では，その環境は自立を維持し改善するように構成されており，機能評価の改善に用いるための特別のプロトコルを定め，介入と退院計画のための個別的プログラムがつくられていた．この研究の結果は，患者中心の自立施設にいたグループは機能的遂行能力が有意に高く，長期的介護施設への転院が少ないことを示した．

　以上のレビューの結果は，サービスの供給方法が，専門職の指示の遵守，クライエントの満足，機能的成果に有意な違いをもたらすという説得力に富む根拠を提供した．この章で取り上げた研究は，クライエント中心のやり方で供給するサービス，即ち，クライエントによる意志決定の強調およびクライエントとサービス提供者のパートナーシップが，伝統的な方法で供給されるサービスよりも有効であることを示している．作業療法士の課題は，クライエント中心の実践の概念を日々の基盤の上に履行することである．

　Corring（1996）は，精神病のために作業療法を受けた17名のクライエントにインタビューした．焦点グループ（focus groups）と参与的行動研究アプローチ（participatory action research approach）による質的手法を用いて，クライエント中心の概念をクライエントがどのように感じているかについて情報を収集した．これらのクライエントが感じたクライエント中心の実践の最も重要な特徴には，尊重され敬意をもって応対されること，サービス提供者がクライエントとクライエントの関心事を知ろうとする前向きの気持ちが感じられること，サービスの提供における歓迎的雰囲気，クライエントの話を傾聴するために時間をとること，そしてクライエントとサービス提供者との間の理解を発展させることであった．クライエントは，保健医療のサービス提供者がクライエント中心の実践の価値を信奉しているにもかかわらず，これらの概念が日々の基盤の上に常に実践されているようにはクライエントの側からはみえないと述べた．クライエント中心の実践を制限するような絶えず変化する環境の中で，作業療法士が常にパートナーと見なされるわけではない．

　消費者（であるクライエント）は，作業療法サービスの供給において，自分たちがもっと関与することとパートナーシップを要求している．研究によって示された根拠は，クライエント中心の作業療法実践が，クライエントの満足感と成果の増進を導くことを支持している．クライエント中心の作業療法を日々の基盤の上に実行することは，挑戦的であり，努力の価値がある．

文献

Abramson, J. S. (1990). Enhancing patient participation: Clinical strategies in the discharge planning process. *Social Work and Health Care, 14*, 53-71.

Avis, M. (1994). Choice cuts: An exploratory study of patients' views about participation and decision-making in a day surgery unit. *International Journal of Nursing Studies, 31*, 289-298.

Ben-Sira, Z. (1976). The function of the professional's effective behaviour in client satisfaction: A revised approach to social interaction theory. *Journal of Health and Social Behaviour, 17*, 3.

Calnan, M., Katsouyiannopoulos, V., Ovcharov, V. K., Prokhorskas, R., Ramic, H., & Williams, S. (1994). Major determinants of consumer satisfaction with primary care in different health systems. *Family Practice, 11*(4), 468-478.

Canadian Association of Occupational Therapists. (1997). *Enabling occupation: An occupational therapy perspective.* Ottawa, ON: CAOT Publications ACE.

Caro, P., & Derevensky, J. L. (1991). Family-focused intervention model: Implementation and research findings. *Topics in Early Childhood Special Education, 11*(3), 66-80.

Cleary, P. D., Edgman-Levitan, S., Roberts, M., Moloney, T. W., McMullen, W., Walker, J. D., & Delbanco, T. L. (1991). Patients evaluate their hospital care: A national survey. *Health Affairs, 10*, 254-267.

Corring, D. J. (1996). *Client-centred care means I am a valued human being.* Masters of Science Thesis, University of Western Ontario, London, Ontario, Canada.

Doyle, B. J., & Ware, J. E. (1977). Physician conduct and other factors that affect consumer satisfaction with medical care. *Journal of Medical Education, 52*(10), 793-801.

Dunst, C. J., Trivette, C. M., Boyd, K., & Brookfield, J. (1994). Help-giving practices and the self-efficacy appraisals of parents. In C. J. Dunst, C. M. Trivette, K. Boyd, & J. Brookfield (Eds.). *Supporting and strengthening families: Methods, strategies and practices.* Vol. 1. Cambridge, MA: Brookline Books.

Dunst, C. J., Trivette, C. M., Deal, A. (1988). *Enabling and empowering families: Principles and guidelines for practice.* Cambridge, MA: Brookline Books.

Forchuck, C., & Roberts, J. (1993). How to critique qualitative research articles. *Canadian Journal of Nursing Research, 25*, 47-55.

Greenfield, S., Kaplan, S. H., & Ware, J. E. (1985). Expanding patient involvement in care: Effects on patient outcomes. *Annals of Internal Medicine, 102*, 520-528.

Greenfield, S., Kaplan, S. H., Ware, J. E., Yano, E. M., & Frank, H. J. (1988). Patients' participation in medical care: Effects on blood sugar control and quality of life in diabetes. *Journal of General Internal Medicine, 3*(5), 448-457.

Guyatt, G. H., Sackett, D. L., & Cook, G. J. (1993). The evidence-based medicine working group. User's guide to the medical literature. 1: How to use an article about therapy and prevention. *Journal of the American Medical Association, 270*, 2598-2601.

Henbest, R. J., & Fehrsen, G. S. (1992). Patient-centredness: Is it applicable outside the West? Its measurement and effect on outcomes. *Family Practice, 9*, 311-317.

Henbest, R. J., & Stewart, M. (1990). Patient-centredness in the consultation. 2: Does it really make a difference? *Family Practice, 7*(1), 28-33.

Huston, P. (1996). Cochrane Collaboration: Helping unravel tangled web woven by international research. *Canadian Medical Association Journal, 154*, 1389-1392.

Kaplan, R. (1991). Health-related quality of life and patient decision-making. *Journal of Social Issues, 47*, 69-90.

Kielhofner, G. (1995). *A model of human occupation: Theory and application* (2nd ed.). Baltimore: Williams and Wilkins.

King, G., King, S., Rosenbaum, P., & Goffin, R. (1997). Family-centred caregiving and well-being of parents of children with disabilities: Linking process with outcome. Manuscript in preparation.

King, G., King, S., & Rosenbaum, P. (1996). Interpersonal aspects of care-giving and client outcomes: A review of the literature. *Ambulatory Child Health, 2*, 151-160.

King, S., Rosenbaum, P., & King, G. (1996). Parents' perceptions of caregiving: Development and validation of a measure of processes. *Developmental Medicine and Child Neurology, 38*, 757-772.

Kirkhart, D. G. (1995). Shared care: Improving health care, reducing costs. *Nursing Management, 26*(6), 26-30.

Landefeld, C. S., Palmer, R. M., Kresevic, D. M., Fortinsky, R. H., & Kowal, J. (1995). A randomized trial of care and hospital medical unit especially designed to improve the functional outcomes of acutely ill older patients. *New England Journal of Medicine, 332*, 1338-1344.

Law, M. (1987). Criteria for the evaluation of measurement instruments. *Canadian Journal of Occupational Therapy, 54*, 121-127.

Law, M., Cooper, B., Strong, S., Stewart, D., Rigby, P., & Letts, L. (1996). The person-environment-occupation model: A transactive approach to occupational performance. *Canadian Journal of Occupational Therapy, 63*(1), 9-23.

Law, M., Cooper, B., Stewart, D., Letts, L., Rigby, P., & Strong, S. (1994). Person-environment relations. *Work, 4*, 228-238.

Lincoln, Y. S., & Guba, E. A. (1985). *Naturalistic enquiry.* Beverly Hills, CA: Sage Publications.

Marcenko, M. O., & Smith, L. K. (1992). The impact of a family-centred case management approach. *Social Work in Health Care, 17*(1), 87-100.

Moxley-Haegert, L., & Serbin, L. A. (1983). Developmental education for parents of delayed infants: Effects on parental motivation and children's development. *Child Development, 54,* 1324-1331.

Parker, S. J., Zahr, L. K., Cole, J. G., & Breck, M. L. (1992). Outcome after developmental intervention in the neo-natal intensive care unit for mothers of preterm infants with socioeconomic status. *Journal of Pediatrics, 120,* 780-785.

Patton, M. Q. (1990). *Qualitative evaluation and research methods* (2nd ed.). Newbury Park, CA: Sage Publications.

Pitts, J. S., Schwankovsky, L., Thompson, S. C., Cruzen, D. E., Everett, J., & Freedman, D. (1991, August). *Do people want to make medical decisions?* Paper presented at American Psychological Association meeting, San Francisco.

Pomeranz, B. P. (1984). Collaborative interviewing: A family-centred approach to pediatric care. *Health and Social Work, 9,* 66-73.

Rosenbaum, P., King, S., Law, M., King, G., & Evans, J. (In press). Family-centred service: A conceptual framework and research review. *Physical & Occupational Therapy in Pediatrics.*

Sackett, D. L. (1993). Rules of evidence and clinical recommendations. *Canadian Journal of Cardiology, 9,* 487-489.

Sackett, D. L., Haynes, R. B., Guyatt, G. H., & Tugwell, P. (1991). *Clinical epidemiology: A basic science for clinical medicine* (2nd ed.). Boston: Little, Brown and Company.

Starfield, B., Wray, C., Hess, K., Gross, R., Birk, P. S., & D'Lugoff, B. C. (1981). The influence of patient-practitioner agreement on outcome of care. *American Journal of Public Health, 71,* 127-132.

Stein, R. E. K., & Jessop, D. J. (1984). Does pediatric home care make a difference for children with chronic illness? Findings from the pediatric ambulatory care study. *Pediatrics, 73,* 845-853.

Stein, R. E. K., & Jones-Jessop, D. (1991). Long-term mental health effects of a pediatric home care program. *Pediatrics, 88,* 490-496.

Wasserman, R. C., Inui, T. S., Barriatua, R. D., Carter, W. B., & Lippincott, P. (1984). Pediatric clinicians' support for parents makes a difference: An outcome-based analysis of clinician-parent interaction. *Pediatrics, 74*(6), 1047-1053.

第3章 変化する保健医療制度における
クライエント中心の実践

Carolyn Baum, PhD, OTR/C, FAOTA

変化する保健制度

　保健医療（health care）は費用のかかるものであり，それに関わるすべての専門職は，いかにケアが提供されるべきかについての枠組みを再構築することを求められている．これまで保健医療制度は，専門職主導のモデルの中で，患者がサービスを受けるという病院・施設指向型であった．いま発展しつつあるモデルでは，ケアを必要とする人々をサービスの主要な部分であると考え，サービスを提供する専門職を，より教育者やコンサルタントに近いものと考えるようになっている．これは指示的なモデルというよりもむしろ，可能にさせるモデル（enabling model）であり，作業療法士が医学モデルを超えることが必要である．医学モデルでは，疾患の治癒と管理に焦点が当てられており，そこでは患者と医師との間に主要な関係がある（Jession & Rudin, 1983）．いま発展しつつあるモデルは，社会（social）（地域社会：community）モデルと呼ばれ，個人の医学的ニーズばかりでなく心理社会的ニーズにも焦点を当てており，決定と活動に際して選択の機会を提供することによって，人々が自立的になるよう勇気づけるものである（Smith & Eggleston, 1989）．地域保健の新しい重要な企画，即ち，自立生活センター，学校，フィットネスや健康のプログラム，職業プログラムとのネットワークが，地域住民の健康を維持する手段として認められるようになるにつれ，作業療法もそのシステムにとってより一層不可欠なものになるであろう．

　医学モデルでのチームは，医師，作業療法士，理学療法士，言語療法士，心理士，リハビリテーションナースなどの伝統的な医学的リハビリテーション専門家に限定されていた．地域アプローチはリハビリテーションを拡大して，次のような全く新しい中核となる仲間を含むようにする．即ち，障害を持つ人々，エンジニア，建築家，個人的補助者，自立生活カウンセラー，レクリエーションや運動の指導員，都市計画者，警察，および輸送専門家などである（Baum & Law, 1997）．

　新しいパラダイム（図3-1）では，地域パートナーシップの発展を強調しているが，そこで

旧（Old）	新（new）
モデル	
医学モデル	社会-政治的（地域社会）モデル
一時的ケア	健康の計画または管理
焦点	
病気	健康（wellness）
急性期ケアの成果	幸福（well-being），機能，生活
満足	
個人	環境における個人
欠陥	能力
生存	機能的能力/生活の質
専門的管理	個人的責任
柔軟性/選択	
依存	相互依存/参加
治療	治療/予防
システム	
施設中心	地域中心
単一機関，施設	ネットワーク
競争的	協業的
断片的サービス	協調的サービス

図 3-1　変化する保健医療制度のパラダイム．Baum, C. M., & Law, M.(1997).
Reprinted with permission of the American Occupational Therapy Association.

は消費者と専門家が協力して健康問題を管理するための戦略を発展させたり，また機能低下を招く二次的障害を防ぐために協力する．

　これらの変更にはもうひとつの理由がある．国民の3人に1人が慢性的な疾患あるいは障害を持っているということにより必要とされているケアは，必ずしも医療サービスではない．彼らが必要としているサービスは，車椅子，リーチャー，浴槽の手すりといった補助具から，障害者が利用しやすい（accessible）家や，バリアフリーの職場と地域社会にまで及んでいる（Institute for Health & Aging, 1996）．

　これらの変化は，作業療法士がクライエントに介入する際，クライエント自身が健康と幸福感（well-being）を改善するような行動を伸ばすのを助けることにより，クライエントの目前の機能障害（impairments）を超えてクライエントの長期的な健康へのニーズに焦点を当て，その結果障害に伴う長期的なヘルスケアの費用を最小化することを作業療法士に要求する

(Baum & Law, 1997). このように作業療法士は，クライエントを彼らの生活の文脈の中で捉え，健康に影響するような当面の問題に対処する技能だけでなく，長期的に彼らの健康を促進し，保護し，改善するような戦略を学ばなければならない．このアプローチは，行政機関や施設から，地域へと広がる，クライエント中心あるいは家族中心のサービスを必要とする．

　カナダ，合衆国，そしてその他の国々の政府は，健康促進政策を通して，市民の健康の改善と参加の促進を図ってきた（Health and Welfare Canada, 1986, 1987 ; US Department of Health and Human Services, 1990）．健康であるということは，単に疾病がないという状態より以上のものであり，健康の増進と疾病の予防に強調をおくことも含むように変化してきた（World Health Organization, 1990）．新しい動きは，健康で支持的な地域社会，疾病と障害の減少，そして物理的，社会的，制度的な環境の向上を築きあげるという目標と共に登場した（Premier's Council on Health, Well-Being and Social Justice, 1993 ; US Department of Health and Human Services, 1990）．これらの事項に伴う多くの目的が，作業療法士の行動を求めている．

　定められた目標には以下のものが含まれる
- 市民の機能的自立を改善する．
- 障害を持つことによって生じる疾患を予防する．
- 身体的活動の奨励．
- 65歳以上で，2つ以上の身辺処理（personal care）活動を行うことに困難のある老人数を減少させる．
- 自動車事故死の減少．
- 転倒に関係する傷害を減らす．
- 65歳以上の人々の，視覚，聴覚，認知，機能的状態の障害を定期的に評価するプライマリケア提供者の割合を増やす．

　これらすべての目的は，作業療法士の知識と技能を求める．いま必要とされているのは，機能と幸福感を支持するためのひとつの資源として作業療法士が貢献できることを，プライマリケアの従事者に知らせ，認知されるための明確な戦略を打ち立てることである．クライエント中心の実践は，これらの戦略の中心に位置する．

　合衆国では支払い機構に制限があるため，予防という目標は，常に作業療法士が行うのに適したものではなかった．しかし，事情は変わりつつある．保健医療機構認定合同委員会（Joint Commission on Accreditation of Healthcare Organizations : JCAHO）は，保健施設に対しそれらが対応している長期的保健ニーズを申し出るように命じた（Joint Commission on the Accreditation of Healthcare Organizations, 1995）．新しい地域保健ガイドライン（community health guidelines)は，保健医療施設が，患者や家族に対して回復の助けとなるような環境づくりを援助することによって，より健康な地域社会づくりを手助けするよう熱心に求めている．JCAHOの発意は2つの目的を持っている．即ち，健康の促進，そして慢性状態に伴う長期的介護費用の減少である．JCAHOは，高齢者の広範なニーズに対応するためには，身体的，知的，情緒的，および精神性（spiritual）の問題に対する評価やサービスを扱うことのできる包括的（holistic）なアプローチが必要であることを示唆している．このことは，これまで合衆国では作業療法は一次的収入源のひとつとしてみられ，直接収入に結び付くサービスを提供することが求められてきたため，これまで見過ごされてきた地域を拠点とした活動を刺激することとなった．

JCAHOはまた，非公式なケア提供者も，保健医療提供者により行われている教育の機会に参加できるようにすべきであり，ケア提供時に利用できる資源を探し出すための援助を与えられるべきであると提案している．JCAHOは，保健医療制度に対して，施設収容化のリスクを避けるようなケアを保証するように求めている．さらにJCAHOは，保健医療制度は構成員の，役割，権利，責任に関する理解を共有すると述べている．換言すれば，これはクライエントがケアの提供においてパートナーであることを認めているのである．作業療法士は，他の分野の人々が築いたこれらの地域ケアの創意を助けるために前へ進み出なければならない．

クライエント中心のアプローチは，クライエント自身が問題を解決し，目的を達成することを促すようにセラピストが手助けし支持するという，これまでとは異なった方向づけを必要とする．このアプローチは，セラピストが一対一のアプローチを離れ，クライエントの環境にいる個々人（家族，教師，自立生活のスペシャリスト，雇用者，隣人，友達）とも協業することを求める．クライエント中心のアプローチは，作業療法職員が個人のニーズに焦点を当て，そして健康な地域社会を築くために積極的役割をとることを要求する（Baum & Law, 1997）．

クライエント中心のアプローチを用いること

クライエントに対し，自分自身のケアにおけるパートナーになることを求めるには，クライエントが自分の目的をどの程度達成できると感じているかについて，作業療法士が調べる必要がある．自己効力（self-efficacy），即ち，ある課題や活動を達成できそうだという信念は，人に自分が有効であり有能であると思わせ，このことが，ひいては作業遂行と幸福感の促進に寄与する．GageとPolatajko（1994）は，知覚された自己効力は頑張りと幸福感に影響を及ぼし，またそれは，作業療法の過程によって助長される成功体験を通じて変容し得ることを観察した．

多くの要因が疾病と障害に関与している．Bandura（1977, 1978）は，健康に影響を与える要因を我々が理解するための重要な貢献をした．自己効力の理論における彼の業績は，行動，

認知，および生理学的・環境的な相互的決定要素に焦点を当てている．自己効力理論は，人が自分の能力を認識するやり方が，その人の行為，動機付けのレベル，思考パターン，および情緒的反応に影響を及ぼすと仮定する．研究によれば，治療的介入の効果の一部は，個人の自己効力の認知によってもたらされることが示されている（O'Leary, 1985）．

　自己効力は，クライエント中心の実践の核心にある．作業療法士はクライエントが自分自身の洞察と情緒的努力から動機付けを得るように，クライエントのニーズに焦点を当てたケアのモデルで実践の枠組みをつくる必要がある．クライエント中心のモデルが登場しつつある．これは次のセクションで論じる．

クライエント中心の実践は広範なリハビリテーション領域のどこにあてはまるのか

　個人はリハビリテーションの核である．リハビリテーションの実践を導くための包括的なクライエント中心のモデルが登場し始めている（Fougeyrollas, 1991; 図3-2, 図3-3）（NCMRR, 1993; 図3-4, 図3-5）．これらのモデルはクライエント中心の実践を支えるものであり，作業

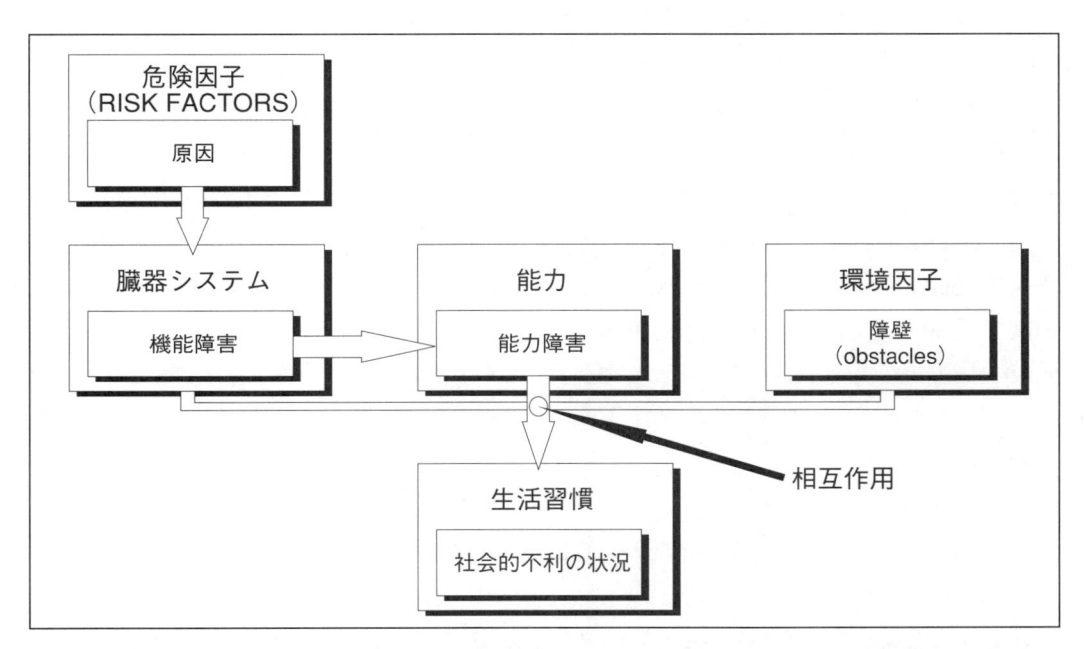

図3-2　修正された ICIDH モデル．©Fougeyrollas, Bergeron, Cloutier, & St.Michel, 1991. Reprinted with kind permission from author, Patrick Fougeyrollas, PhD, President, Canadian Society for the ICIDH.

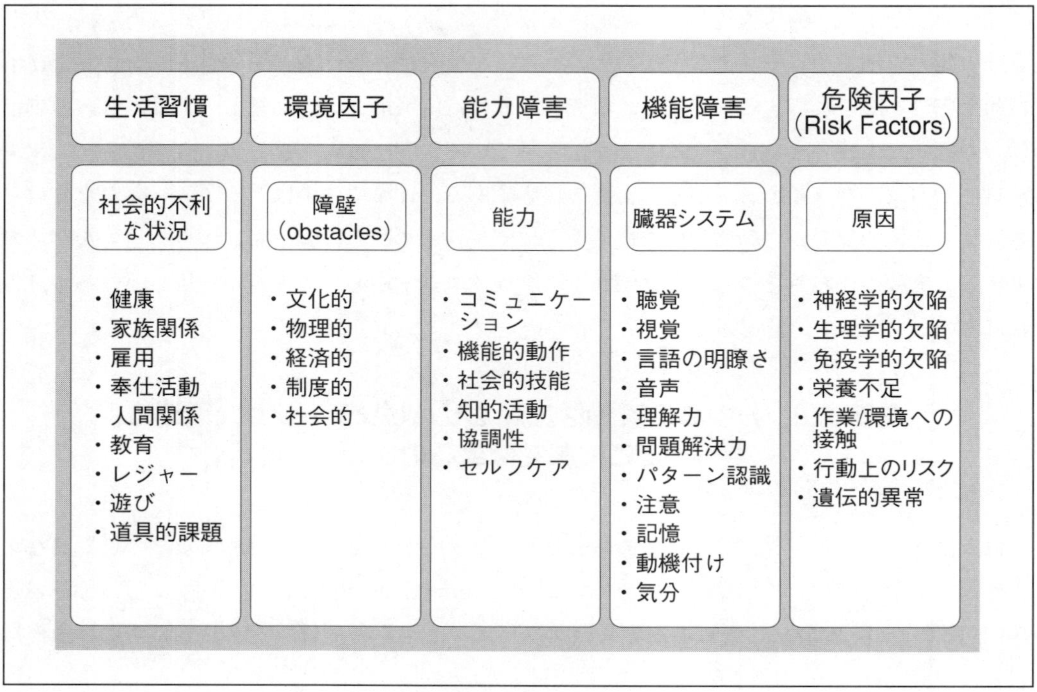

生活習慣	環境因子	能力障害	機能障害	危険因子 (Risk Factors)
社会的不利な状況	障壁 (obstacles)	能力	臓器システム	原因
・健康 ・家族関係 ・雇用 ・奉仕活動 ・人間関係 ・教育 ・レジャー ・遊び ・道具的課題	・文化的 ・物理的 ・経済的 ・制度的 ・社会的	・コミュニケーション ・機能的動作 ・社会的技能 ・知的活動 ・協調性 ・セルフケア	・聴覚 ・視覚 ・言語の明瞭さ ・音声 ・理解力 ・問題解決力 ・パターン認識 ・注意 ・記憶 ・動機付け ・気分	・神経学的欠陥 ・生理学的欠陥 ・免疫学的欠陥 ・栄養不足 ・作業/環境への接触 ・行動上のリスク ・遺伝的異常

図 3-3 改訂版 ICIDH を使った測定モデル

療法士がクライエントのゴールとニーズに合わせるための評価を組織し，介入を企画し，サービスを計画するために用いることができる．クライエント中心の実践を行うためには，人と環境の相互作用のレベルが重視されなくてはならない．この相互作用は，国際障害分類モデル（International Classification of Impairment, Disability, and Handicap：ICIDH）では，能力障害（disability），環境要因，生活習慣レベルで扱われており，医学的リハビリテーション国民協議会（National Council for Medical Rehabilitation Research：NCMRR）モデルでは，能力障害（disabilities）と社会的制限のレベルで扱われている．これらのモデルを概観することによって，クライエントとその家族の QOL と幸福に影響を与える種々の変数に対する注意が喚起される．

作業―クライエント中心の実践の核

作業療法士は，クライエントをユニーク（unique）な特徴と役割を持つ個人として見る．人々は通常，彼らが為す事柄によって特徴づけられる（Law, Cooper, Strong, Stewart, Rigby, & Letts, 1996）．物事を為す能力が脅かされたときには，その作業遂行はより不満足なものと

変化する保健医療制度におけるクライエント中心の実践

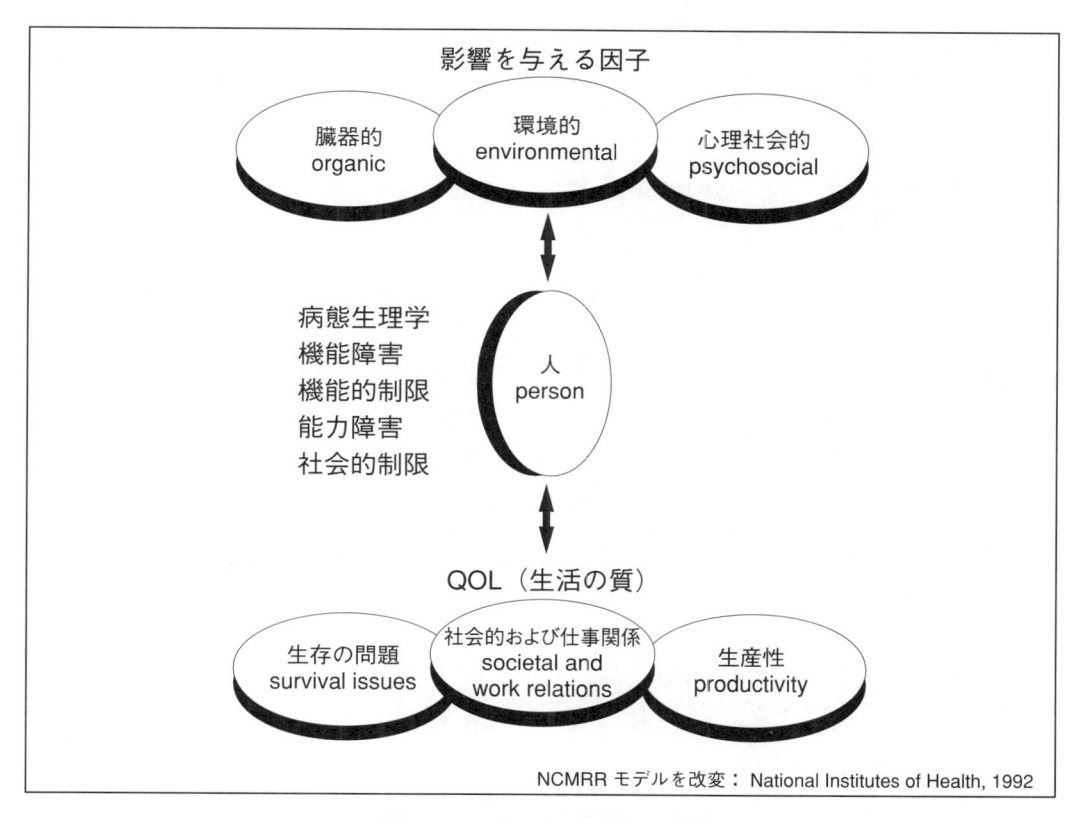

```
影響を与える因子

  臓器的        環境的        心理社会的
  organic    environmental  psychosocial

  病態生理学
  機能障害         人
  機能的制限      person
  能力障害
  社会的制限

        QOL（生活の質）

  生存の問題   社会的および仕事関係   生産性
  survival    societal and       productivity
  issues      work relations
```

NCMRRモデルを改変：National Institutes of Health, 1992

図3-4　NCMRRモデルの図

なり，通常，作業療法士によるサービスから利益を受け得る．作業療法士がクライエントの作業遂行にインパクトを与えるためには，クライエントのゴールと技能を理解するようにならなければならない．この過程はパートナーシップとして展開する．

　過去10年間に，人－環境と作業の相互作用（作業遂行に寄与する要因）を扱う多くの実践モデルが出現した．これらのモデルは，我々の作業に関する知識にそれぞれ独特な貢献をしている．すべての作業療法モデルが，クライエント中心であると想定することは可能であろう．しかしながら，そのモデルがクライエント中心であるとされるのは，クライエントがセラピストに援助を求め，自分自身の問題を自分で説明するよう積極的に励まされ，自分自身でニーズを明らかにし，ゴールを追求する際に理解と信頼と受容の環境を経験するときのみである（Gerteis, Edgman-Levitan, Daley, & Delbanco, 1993）．クライエントが自分自身のケアの流れを方向づけられるような権限を与えられた環境なくしては，クライエントとその家族の回復または適応過程を支える長期的戦略は不可能である．

　クライエント中心のアプローチでは，クライエントとセラピストが協力して，作業遂行の問

第3章

社会的限界	能力障害	機能的制限	機能障害	病態生理学
役割の遂行を制限したり、サービスや機会の利用を不可能とするような、社会政策上の制限や障壁（組織上あるいは社会の考え方として）	内的・外的要因との相互作用の結果として、社会的物理的環境の中で社会的に定義された活動と役割の遂行ができない、または制限されている	機能障害の結果、正常と考えられる方法または範囲内で、行動や活動する能力の制限あるいは欠如	精神的、情緒的、生理学的あるいは解剖学的構造や機能の喪失および異常．二次的喪失と痛みを含む	正常な生理学的、発達学的な過程や構造の障害あるいは妨害
社会的文脈における個人の役割遂行	物理的社会的文脈における個人の課題遂行	行動や活動の遂行	臓器と臓器システム	細胞と組織
役割： ・労働者 ・学生 ・友人 ・親 ・配偶者/パートナー ・ボランティア ・レクリエーション 文脈(context)： ・態度, 習慣 　信念, 基準 ・利用しやすさ 　(accessibility) ・包めること(inclusion) ・宿泊設備 　(accommodation)	課題遂行： ・基本的セルフケア ・道具的課題 ・労働者としての課題 ・余暇活動/遊び ・教育 文脈： ・物理的環境 ・社会的環境（家族を含む） ・認知的環境 ・文化	・開始し, 構成し, 順序づけ, 判断し, 注意し, 選択する ・座る, 転がる, 持ち上げる, かがむ, しゃがむ, 立つ, 登る, 歩く ・届かせる, つまむ, 握る, つかむ, 保持する, 離す ・関係づける, 相互作用する, 対処する, 管理する, コントロールする, 適応する ・読む, 書く, 学ぶ, 理解する	・聴覚 ・視覚 ・言語の明瞭性 ・音声 ・包括的理解 ・問題解決 ・パターン認識 ・注意 ・記憶 ・動機付け ・気分	・神経学的欠陥 ・生理学的欠陥 ・免疫学的欠陥 ・栄養不足 ・作業への接触 　(exposure) ・行動上のリスク ・遺伝子異常

図 3-5　国立医学リハビリテーション研究所の図式に基づく測定モデル．Definitions modified by C. Baum, 1993, from work initially developed by the Institute of Medicine and published in *Disability in America*, 1991, and reported in the *National Center for Medical Rehabilitation Research Plan*, NIH, 1993.

題の性格を定義し，介入の焦点とニード，および治療によって得られる好ましい成果を明確にする．クライエントは，それぞれの能力に応じて異なったレベルで参加するが，日々の生活をどのように送るかについては，全員が，少なくともいくつかの選択をする能力を持っている (Baum & Law, 1997)．作業療法士は，クライエントの持つ価値やビジョン，物事への対処の仕方を基本的に尊重し，批判的にならないようにする．クライエントは，自然な地域社会の援助をできるだけ利用しながら，自分自身の長所を認識し利用するよう励まされる（Law, Baptiste, & Mills, 1995）．

　クライエント中心であると考えられるためには，作業療法モデルはその人の活動，課題，役

割を考慮する必要がある（Christiansen & Baum, 1997）．サービスは，個人をそのケアの主体的な参加者としてサポートするように組織されなければならず（Blank, Horowits, & Matza, 1995），また，個々人が自分自身のケアに責任を負うことができるような，パートナーシップをつくりださなくてはならない（Law, Baptiste, & Mills, 1995）．以下の作業療法モデルは，もしもセラピストがクライエントのゴールや作業ニーズに焦点を当てるとすれば，クライエント中心のアプローチの中で用いることが可能である（Law, Cocper, Strong, Stewart, Rigby, & Letts, 1997）．これらのモデルそれぞれが，クライエントのゴールをめざすための作業療法士とクライエントのパートナーシップへと発展する可能性を持っている．これらのモデルは，遂行要素の問題をはるかに超えているが，対象者の作業遂行に影響を与える要素的問題に対処する方策についてセラピストがクライエントに働きかけることを妨げるものではない．これらのモデルには，大きな可能性がある．これらのモデルが発展するにつれ，その介入はクライエントの眼前のニーズを超えて，不必要な二次障害を避け，彼らが望むことを行うのを支持するような，健康を促進する行動をクライエントが発展させるのを助けるように拡大することが重要である．それぞれのモデルはより一層吟味される必要があり，またもっと評価用具の開発を必要とするものもある．しかし，すべてのモデルは現在研究されており，作業療法の臨床家に，革新的で効果的なクライエント中心の実践モデル発展の指針を提供している．

人間遂行モデルのエコロジー（生態学）: The Ecology of Human Performance Model（Dunn, Brown, & McGuigan, 1994）

このモデルは文脈に焦点を当て，そして文脈的な要素，例えば物理的，時間的，社会的，文化的，および/または現象学的な要素が，クライエントの遂行にいかに影響を与え得るかに焦点を当てるものである．クライエント中心のアプローチは，個人が行いたいと欲し，また行う必要がある課題や活動を明らかにする中心に位置する．このモデルのための手段（instruments）が開発されている．これらは，人間と環境の相互作用への強い方向づけを確かにし，このモデルを使う臨床家の実践の中で，クライエントが中心にあることをはっきりと目に見えるものにしている．このモデルは，臨床家がクライエントの遂行を制限するバリア（障壁）を克服するための特定の方策を吟味する手助けとなる．

人間作業モデル: The Model of Human Occupation （Kielhofner & Burke , 1980; Kielhofner, 1992, 1995）

このモデルは，Reilly の作業行動理論から発展したものである（Reilly, 1966）．人間作業モデル（The Model of Human Occupation : MOHO）は，作業機能（occupational functioning）に焦点を当てており，作業行動の組織化あるいは再組織化（organization or reorganization）に

関する実践の指針となる．このモデルは，クライエントのルーチンと習慣に焦点を当てているため，活動に対するクライエント自身の視点と，クライエントの活動に関する動機付けを決定しなければならない．人間は，物理的，社会的環境によって影響を受けるダイナミックなシステムであると見なされている．MOHOは，クライエントの役割に関して，またどのように作業が個人の健康の中心となるかについて，作業療法士の知識に重要な貢献をしてきた．このモデルを支える多くのインタビュー手段が開発されている．

人間−環境−作業モデル：The Person−Environment−Occupation Model (Law et al., 1996)

このモデルは，人々をその日常生活の中で捉えるもので，人間，作業，環境が互いに織り込まれた関係にあると考える．このモデルの考案者は，人間の行動は，その人の文脈的影響，時間的要素，そして身体的，心理的特徴から切り離すことはできないと考えている．そしてこのモデルを発達的文脈に位置づけ，環境，課題の欲求，活動，および役割は絶えず変化していると考える．人間−環境−作業の介入は，クライエント自身が重要だと定義した作業について，最良の作業遂行を可能にしようとする．このモデルの著者たちは，クライエントのゴールに焦点を当てることの重要性と，クライエント自身が自分自身のリハビリテーションに責任を持つようにクライエントを支える，といったパートナーシップをつくるための相互作用の過程を共有することの重要性を明確に述べている．このモデルは，カナダ作業遂行測定（Canadian Occupational Performance Measure：COPM）（Law, Baptiste, Carswell, McColl, Polatajko, & Pollock, 1994）をその実施にとって重要なものと考えており，そのようにしてクライエントのゴールが介入の焦点となる．

人間−環境−作業遂行モデル：The Person−Environment−Occupational Performance Model（Christiansen & Baum, 1991, 1997）

このモデルは，個人の作業遂行は，個人中心（person-centred）であり，また文脈的影響から切り離すことはできないと考える．このモデルでは，個人にとって重要な活動，仕事，役割を行うための個々人の能力を理解するために，内在する要素（心理的，認知的，生理学的，神経−行動的要素）と，外在する，つまり環境的要素（物理的，文化的，社会的，そして社会政策や社会の態度）を操作してきた．さらに，有能感，自己概念および動機付けから形づくられる個人の自己イメージが，その人のケアの全体計画の中で考慮される．このケアの全体計画は，クライエントが臨床家や家族，またクライエントの生活の中で助けになる他者とのダイナミックな関係の中で，クライエントによって推し進められていく．このアプローチは，治療的介入を計画する際の中心的要素としてクライエントが用いる活動，課題，役割を実践家が決める必

要があり，また，回復や健康維持を支援する過程として，介入によって個人を意味のある活動に結び付けることを要求する．

作業適応：Occupational Adaptation
（Schkade & Schults, 1992）

　このモデルは，選ばれた活動がクライエント主導のものである限りは，クライエント中心のアプローチとしての可能性がある．この介入法は，発達的な枠組みを利用しており，個人の人生と（有能性の発達の）成熟において，作業が果たす役割の重要性に焦点を当てている．このモデルは，セラピストが一人の人を包括的に見ることを促し，またクライエントの内的過程と環境についての考慮を促進する．このモデルは現在，クライエントが設定したゴールに焦点を当てることを明確には表明しておらず，むしろ介入の目標を達成するために，クライエントにとって意味のある活動を用いるとする．このモデルは，治療目標を達成するためにクライエントにとって意味のある活動を選ぶ際に，作業療法士が創造的で革新的であることを励ます重要な視点を提供している．このモデルは，適応を回復過程の中心と捉え，作業をその適応を生み出す治療手段と考えている．

現代的課題指向的アプローチ：Contemporary Task-Oriented Approach
（Mathiowetz & Bass Haugen, 1994）

　このモデルは，運動コントロール理論，発達理論，運動学習理論の概念を，機能的課題の遂行に向けて統合したものである．評価と治療的介入に対するこの「トップダウン」アプローチは，個人の（認知的，心理社会的，そして感覚運動的な）特徴や，個人の環境における（物理的，社会経済的，文化的な）文脈を，作業遂行制限の決定要因であると考え，そしてこれらの制限因子を取り除くように働きかける．このモデルには大きな可能性があり，従来の神経運動アプローチ（neuro-motor approaches）とは異なり，治療アプローチにおいて，運動に関するクライエントの目標のクリティカル（critical）な性格を認識している．

カナダ作業遂行モデル：Canadian Model of Occupational Performance
（Canadian Association of Occupational Therapists, 1997）

　このモデルは，1981年に初版が出版された「クライエント中心の実践に関するカナダのガイドライン（Canadian Guidlines for Client-Centred Practice）」（Department of National Health and Welfare & Canadian Association of Occupational Therapists, 1981）の中にあるモデルを更新し，改訂したものである．このモデルは，人々とその環境と作業との関係を描き，それによって作業療法士がクライエントに対して最善の作業遂行を獲得できるようにする過程を描い

たものである．精神性（spirituality）即ち，生得的な自己の本質が，このモデルにおいてひとつの中心的構成になっている．このモデルは，クライエントが作業遂行の満足できるレベルを達成するのを，セラピストが援助するための指導過程などについてデザインされたものである．

人間，環境，作業の焦点化によって構成されたこれらの実践モデルは，過去15年の間に形成され，そして，これらが概念的に健康促進と疾病予防に焦点を当てる地域保健およびサービスの概念と適合したことから，臨床実践の中で急速に受け入れられてきた．このクライエント中心のモデルづくりに貢献した科学者や臨床家は，この職業に対して，またこの職業がサービスを提供するクライエントに対しても，重要な貢献をしているのである．

伝統的な実践モデルの限界

1970年代および1980年代，作業療法士は人の自立生活の可能性を妨げる機能障害（impairments）を克服することを目標とする生体力学的，習得的（acquisitional），感覚運動的，神経発達的，そして感覚統合的介入を用いるように教育された．その後，作業中心およびクライエント中心を焦点とする指向性を持つモデルが現れてきたが，必ずしも従来のアプローチを捨て去る必要はない．しかし，これらの治療的アプローチの理論的基盤は，社会的，文化的，物理的，社会的慣習に関する要因まで含むよう拡大させ，個々人がそれぞれの作業役割を達成できるように努める際の文脈を提供できなければならない．これらのモデルは，クライエントにとっての作業の重要性を決めるために，またクライエント中心のアプローチであると見なされるために，その作業の焦点を明確にする必要がある．

リハビリテーションモデルは，能力障害（disability）を最小にする上で環境が重要な役割を果たしているという認識によって，クライエント中心のモデルへと大きな一歩を踏み出した（Brandt & Pope, 1997；Bickenbach, Ustun, & Chatterji）．これは，人々が「したい」あるいは「しなければならない」作業ができないとき，不必要な能力障害を生み出している障壁（バリア）を除去するために，作業療法士がリーダー的役割をとって，環境調整あるいは補助的技術を用いるという正当な責任を生じさせる．

その他のモデルは作業と環境の役割をより明確にすることによって，クライエント中心のアプローチへと向かうことができるかもしれない．これらのアプローチは，かつてはあるアプローチを治療へと概念化する上で役立ってきた．また臨床家がその治療的戦略に焦点を当てるのを助けるため，作業の定義をつくることを促し，評価測定方法を明確にした．不運にも，このことが作業療法の焦点を機能障害（遂行要素）の管理へと不必要に狭めてしまい，機能障害の減少が機能を高めることになるという作業療法士の考えを強めることになった．症例によって

はこれが正しい場合もあるが，このアプローチはクライエント中心の基準には合致せず，また治療的介入の中で，機能障害が日常生活にどのように影響を与えているかについて常に注意が向けられていない限りは，リハビリテーションであると考えることもできない．

　さて作業療法士がクライエント中心のコミュニティを指向して仕事をするとき，焦点の狭い実践モデルの限界を知ることができる．ある症例を紹介する．

　ジョーンズ夫人は糖尿病である．彼女は入院し，急性期のリハビリテーションサービスと，在宅保健サービスを受けていた．基本的なセルフケアとトランスファーの技術を教えられ，シャワーチェアと長くしたシャワーヘッド，車椅子，歩行器を支給されていた．ROMの維持と基本的なニーズを遂行するための技術獲得に注意が向けられていた．残念ながら自宅での機能，特に彼女の視力の低下についてはほとんど注意が向けられていなかった．彼女の夫は心臓病のため虚弱で，自分の役割に自信を持つためにはスキルが必要であった．彼は，自分たちは非常に孤立しており，妻は非常に簡単な身辺のことも彼に頼むほど依存的であると述べた．彼はもはや，彼女が必要とするケアのペースについていけないかもしれないと不安を訴えた．従って，ジョーンズ夫人をクライエントと考えるよりは，むしろジョーンズ氏を単に妻の介護者としてでなくクライエントとして捉え，彼の役割上の課題やフラストレーションによって健康が害される可能性のある人と考えなければならない．

　生体力学的およびリハビリテーション的アプローチは，これらに対し不十分である．なぜならそれらはジョーンズ夫人とその機能障害（impairment）および基本的セルフケア機能に焦点を当て，ジョーンズ夫妻が自宅での生活を続けるために闘っている傷つきやすい老人であると見ていないからである．彼らの問題は，伝統的アプローチが支持する範囲をはるかに超えている．クライエント中心の，そして作業に基礎をおくアプローチが必要とされる．このアプローチは，彼らが自分自身の選択肢を知り，健康と社交と意味ある作業を，日々のルーチンの中にどのように統合すればよいか理解することを助ける．この夫婦は，雑用引受サービスのような地域行政サービスと買い物と移動の手伝いが必要である．また，親族の他のメンバーも，この夫婦のニーズの一部を助けるために有能感を高めるためのスキルが必要である．

　さらに，ジョーンズ夫妻の作業遂行を高め得る多くの環境的方策もある．室内の照明が暗すぎるため，夫人が文字を読むには何らかの視覚を補う補装具が必要であった．ジョーンズ夫人がもう少し体力をつけるまでは，ジョーンズ氏はトランスファー介助のための新たな方策を必要としている．ジョーンズ夫人も，更衣がより簡単にできるような工夫を施した衣類が必要である．最近，夫人は一日中部屋着で過ごしており，近所の人にそのようなところを見られたくないと思っている．その他にも，いくつかの役立つ評価がある．セ

ラピストは多少の鬱傾向と認知力低下の初期状態を疑っていた．作業歴を聞いて，夫婦の興味と役割を決めることも重要である．これらの評価は，自宅で行うことが可能であり，そのようにスケジュールを組む．

クライエント中心の作業療法サービスを実践する

　クライエント中心のプログラムでは，作業療法士とクライエントはパートナーシップを築くにあたって重要な情報を共有する．治療的関係が発展しているときには，双方がこの関係を理解していることが大切である．セラピストがクライエントの問題点とニーズを理解するのが重要であるように，クライエントも，なぜ作業療法士が彼らのケアに関わり，作業療法によって何の達成が期待できるのか理解することが重要である（Baum & Law, 1997）．また，クライエントが，セラピストの知識の範囲を知ることも重要である．さらに，この関係を発展させるためには，クライエントの自分自身の状態に関する知識と，問題となっている事柄に関する経験が明らかにされる必要がある．もし，対象者が認知面の制限を持っていたり，自己決定能力のない子供である場合には，クライエントの権利が保護されていることを確認するために，親または保護者や介護者として選ばれた人が，治療計画に参加しなければならない（Baum & Law, 1997）．

　介入の第1段階では，クライエントから自分の問題点，ニーズ，ゴールについてどのように感じているか情報を得るように計画しなければならない．作業療法の介入を必要とするような，人，環境，および作業の要因に関する情報を含む作業遂行歴が作成されなければならない．クライエント中心の作業療法プロセスについては5章を参照されたい．

　クライエント中心のアプローチを実行するために，我々はトップダウンアプローチを用いることが必要である（Trombly, 1995 ; Mathiowetz & Bass Haugen, 1994）．そこでは，仕事，自己維持（self-maintenance），レジャー，休息などの日々の活動を行う上で困難を引き起こしており，クライエントが重要な作業遂行の問題であると感じていることを決める（Baum & Law, 1997）．評価はケアのごく一部にすぎない．クライエントが急性期段階のケアの時期から，リハビリテーション，そして地域へと再統合され，自立した生活へと移行するのを確実にするには，医療スタッフ，クライエント，家族，施設内のスタッフ，および地域とのネットワークがつくられなければならない（McColl, Gerein, & Valentine, 1997）．

　作業療法士はリハビリテーション過程に寄与するために社会化してきた．リハビリテーション過程は，施設で行われるように発展し，障害者が最善の機能レベルに到達するよう援助することをめざす制限時間のある過程になった．このアプローチではサービスの受け手を「患者」と呼ぶ．またこのアプローチは「患者」に，セラピストが問題を「解決する」のだと理解させ

てきた．セラピストは患者やその家族に対し，もし回復したいならば，セラピストの言うことに従いきちんと出席することを求めた（McColl, Gerein, & Valentine, 1997）．

　この伝統的アプローチから，クライエント中心のアプローチへと移行するためには，私たちは焦点を作業遂行要素から，なぜ問題が起こり，それについて何ができるかの理解に移さなければならない．保健制度は，ヘルスケアに対して我々が職種としてできる独自の貢献に，より鋭い焦点を当てることを求めている．作業療法にできる独自の貢献は作業遂行レベルに存在し，そこでは個人は作業を遂行し，選択した役割を担うために，それぞれの環境と相互作用を行うのである．

　次に述べるのは，クライエント中心の戦略である．焦点が，地域や人々の健康へと変化しつつある保健制度の中でリーダーシップを担っていくためには，これらを我々の現在の実践のパターンへ統合しなければならない．

- 地域において人々の健康と機能をサポートするように介入を行う．我々は自分たちが行った介入が，どのように人々の機能や幸福を改善しているかについて，自問しなければならない．それは，基本的なセルフケアに関してだけでなく，クライエント自身によって重要だと決められた問題，例えば家族や仕事やレジャーの探求といった問題に関してもである．
- 作業療法サービスは，その範囲を施設から地域社会へと広げ，慢性の疾患や障害を持つ人々が健康と幸福を維持できるように考えられた独自のサービスを提供すべきである．我々は人々が健康（fitness）と社会的活動に携わる場所を確実に持つようにしなければならない．生産性の追求は我々の介入の中心となるもので，愛する家族の短期的，長期的ニーズに対処するための技能を獲得させるために家族を援助することは，我々のサービス提供の中心となるべきである．
- 作業療法士は，自立生活センター，学校，フィットネスと健康のプログラム，および職業リハビリテーションとネットワークをつくるべきである．私たちは活動する能力に制限のある人々のニーズに応えるような施策を，地域社会が立てることに協力しなければならない．このことによって，ユニバーサルデザインに関する相談業務や，障害を持つ人々にも利用しやすいコミュニティセンターや運動場などの建設に関する相談業務などを行う機会もできることとなる．さらに特別なニーズのある人々に対する住宅サービスやその他のサービスを地域社会が提供することを明確にするために，作業療法士が市民としての責任を果たすことも求められることになる．
- 作業療法士は，慢性の疾病や障害のある人が，最善の作業機能状態，例えば自分に満足し，社会に統合され，健康状態が改善し，雇用されるなどの状態に寄与できるような効果的な治療的介入の方法を用いることに関しては，エキスパートと見られなければならない．

第3章

　我々の病院システムは，地域保健システムへと変わりつつある．この役割を担うようになるにつれて，焦点は，急性期の医療ケアを提供することから，主導権を助長し，健康と機能を促進して，不必要な入院やコストを防ぐ方向へと移っている．これは，費用の支払い機構の変化によって促進されている．支払い機構は，保健制度がある一定金額を受け取る中で，人口全員に必要な保健医療を提供するという，いわば頭数で予算を割るという制度へと最終的には移っていくであろう．この戦略では，予防がアプローチの中で最も重要なものとなる．このことは同様に作業療法士に対しても，第一次，第二次，第三次的な予防を，実践や相談のパターンの中に統合する方策を採用することを求めることとなる（Kniepmann, 1997）．

　地域の視点からクライエント中心のモデルを適用するならば，作業療法はそのサービス提供において，より早い時期に提供制度の様々な場で介入することとなろう．図3-6は作業療法にとっての新しい活躍の場を示唆したものである．これらはすべて，人々がそれぞれの人生を生きるためのニーズに焦点を当てたものである．これらのニーズに向けられた介入は，作業療法士が保険よりも広い文脈で報酬を探る必要を生じさせる．我々作業療法士は，既に学校から報酬を得る経験をしている．今後の10年では，生産的な働き手を保つための戦略を捜し求めている産業界から報酬を得ることになるであろう．高齢者が地域で暮らし続けることを援助する戦略がより明瞭になり，また子供たちが発達のより早期に介入を受ける政策の進展に伴い，公衆衛生の領域においても我々が活動する機会が新たに生み出されるであろう．

　我々は，我々の職種の名称，「作業療法士」に，クライエント中心の文脈を実践する専門職

消費者	ニーズ
産業界	生産的労働者
社会保障の行政機関	機能的能力評価
病院/地域保健システム	二次的障害の予防
学校	学習能力のある子供達
市と郡政府	地域社会で生活する能力
建築およびエンジニアリングの企業	補助的環境およびテクノロジー
刑務所	労働と社会復帰の機会
公共の情報機関	健康に関する情報
大学	研究と知識の普及
成人の学習センター	聡明な消費者
定年退職者集団	制限が最小である環境における自立
デイケア施設（子供と成人）	過度の能力障害を避ける

図3-6　作業療法介入の機会

としてプライドを持つべきである．保健制度は，慢性疾患や長期にわたる保健のニーズを持つ人々に対するサービス提供を認識し始めているが，我々作業療法士は将来の保健専門職が今まさに求められている原則によって組織された職種としての豊かな歴史を持っている．Pew委員会（Pew commission）（Shugars, O'Neil, & Bader, 1991）は，未来の保健専門職を以下のように記述している．

- 地域保健のためのケアを行う．実践家は，健康に影響を及ぼすような環境要因や社会経済的な状態や行動について，広く理解しているべきであると考えられている．また，公共の健康を促進し，保護し，発展させるような，広汎なサービスを統合するため地域のその他の職種と協働できなくてはならない．
- プライマリケアに力を入れる．彼らは新しい保健医療環境と学際的チームで機能し，公共の第一次的な保健ニーズに応える挑戦的実践者である．
- 協調したケアへの参加．彼らは，高品質，費用効果の高い統合されたサービスを強調するプログラムのチームメンバーとして，効率的に活動する挑戦的実践者である．
- 予防の実践．すべての人々に対する一次的，二次的，三次的な予防戦略を組み入れることにまで重点が広げられなければならない．
- 意志決定のプロセスに患者自身や家族が関わること．これには実践家がそれぞれの個人的ヘルスケアとその質と責任について決定する際に，患者やその家族に積極的に関与することを求める．
- 健康的なライフスタイルを推進する．実践家は個人，家族，地域が，健康的行動を維持し促進するよう援助しなくてはならない．

これらの行動は常に作業療法実践の中心にあったものであり，またクライエント中心のアプローチにおいて，最もよく実行することのできることである．Pew委員会の挑戦は，作業療法士がその核となる価値の枠組みの中で実践する機会を提供し，作業の健康への寄与を目に見えるものにする機会を提供している．

1. 作業に従事することは，価値あることである．なぜならそれは個人が生活の中で，達成（fulfillment）することによって，その幸福感に影響を与える機会を提供するからである．
2. 作業（即ち，為すこと〔doing〕）の経験を通じて，個人は統御力（mastery）や有能性を得ることができるが，これは問題への対処と制限への適応に必要な技能と戦略の学習によって行われる．
3. 能力が得られ，自律性（autonomy）を表現することが可能となり，自立が獲得される．
4. 自律は，周囲の環境に対する選択とコントロールを含む．従って，自己決定の機会が介入戦略の中に反映されなければならない．

5. 選択とコントロールは，介入に関する決定についても行われ，こうして，作業療法はセラピストとケアの受け手との間の協業のプロセスとして確認され，この協業において，その人の価値が尊重される．
6. 生活の遂行に焦点が当てられているため，作業療法は身体的なものでも心理的なものでもなく，行為の（doing）際の，心と体の一体性（unity）に関わる（Baum & Christiansen, 1997）．

未来の構築

　この保健制度は，作業療法士が市民の健康と機能の改善に挑戦することを求める．私たちはこの挑戦を，今日の私たちの実践に対する脅威とみることもできるし，また，作業療法の創始者たちが思い描いたこと，つまり人々が自立した健康的な生活を送ることのできる状況をつくりだす，ということを実行するチャンスであるとみることもできる．

　作業療法実践は作業遂行に焦点を当て，そしてクライエントがその生活活動に生き生きと従事できるように援助しなければならない．このことは私たちが，クライエント中心のあるいは，家族中心の実践をつくりあげ，そして私たちのサービスを施設や機関から地域へと拡大することを求める．私たちは，社会的不利の原因である障壁を取り除くような修正をクライエントが行うのを援助するために，クライエントの環境にいる人々（教師や自立生活のスペシャリスト，雇い主，近所の人たち，友人）と協業しなければならない．これはすべての作業療法士が，それぞれの地域の中で積極的な役割を担うことを求める．Mary Reilly は，Eleanor Clarke Slagel 講演で次のように語っている．「行動する……ためのスピリットを育てるという，独特な視点を持つ」（1962, p.92）この職業の未来は非常に明るいと．

文献

Bandura, A. (1977). *Social learning theory*. Englewood Cliffs, NJ: Prentice-Hall.
Bandura, A. (1978). The self-system in reciprocal determinism. *American Psychologist, 33*, 344-359.
Baum & Christiansen (1997). The occupational therapy context: Philosophy-principles-practice. In C. Christiansen & C. Baum, *Occupational therapy: Overcoming human performance deficits*. Thorofare, NJ: SLACK Incorporated, pp. 4-43.
Baum, C. M., & Law, M. (1997). Occupational therapy practice: Focusing on occupational performance. *American Journal of Occupational Therapy, 51*(4), 277-288.
Bickenbach, J. E., Ustun, T. B., & Chatterji, S. (submitted). The social model of disablement, universalism and the ICIDH. *Disability and Society*.
Blank, A.E., Horowitz, S., & Matza, D. (1995). Quality with a human face? The Samuels Planetree Model hospital unit. *Journal of Quality Improvement, 21*, 289-299.
Brandt, E. N., & Pope, A. M. (Eds.) (1997). *Enabling America: Assessing the role of rehabilitation science and engi-*

neering. Washington, DC: National Academy Press.

Canadian Association of Occupational Therapists. (1997). *Enabling occupation: an occupational therapy perspective*. Ottawa, ON: CAOT Publications ACE.

Christiansen, C., & Baum, C. (1991). *Occupational therapy: Overcoming human performance deficits*. Thorofare, NJ: SLACK Incorporated, pp. 4-43.

Department of National Health and Welfare and Canadian Association of Occupational Therapists (1981). *Guidelines for the client-centred practice of occupational therapy*. Ottawa, ON: Department of National Health and Welfare.

Dunn, W., Brown, C., & McGuigan, A. (1994). Ecology of human performance: A framework for considering the effect of context. *American Journal of Occupational Therapy, 48*(7), 595-607.

Fougeyrollas, P. (1991). Applications of the concept of handicap and its nomenclature. *ICIDH and Environmental Factors International Network, 6*(3), 24-48.

Gage, M., & Polatajko, H. (1994). Enhancing occupational performance through an understanding of perceived self-efficacy. *American Journal of Occupational Therapy, 48*(5), 452-462.

Gerteis, M., Edgman-Levitan, S., Daley, J., & Delbanco, T.L. (1993). *Through the Patient's Eyes: Understanding and promoting patient-centred care*. San Francisco: Jossey-Bass Publishers.

Health and Welfare Canada (1986). *Achieving health for all: a framework for health promotion*. Ottawa, ON: Government of Canada.

Health and Welfare Canada (1987). *Active health report*. Ottawa, ON: Government of Canada.

Jesion, M., & Rudin, S. Evaluation of the social model of long term care. *Health Management Forum, Summer*, 1983, 64-80.

Joint Commission on the Accreditation of Healthcare Organizations (1995). *Assessing and improving community health care delivery*. Oakbrooke Terrace, IL: Author.

Kielhofner, G. (1992). *Conceptual foundations of occupational therapy*. Philadelphia: F. A. Davis.

Kielhofner, G. (1995). *A model of human occupation: Theory and application* (2nd ed.). Baltimore: Williams & Wilkins.

Kielhofner, G., & Burke, J. (1980). A model of human occupation, part one: Conceptual framework and content. *American Journal of Occupational Therapy, 34*, 572-581.

Kniepmann, K. (1997). Prevention of disability and maintenance of health. In C. Christiansen & C. Baum (Eds.). *Occupational therapy: Enabling function and well-being* (2nd ed.) Thorofare, NJ: SLACK Incorporated.

Law, M., Baptiste, S., Carswell, A., McColl, M., Polatajko, H., & Pollock, N. (1994). *Canadian occupational performance measure* (2nd ed.). Toronto, ON: CAOT Publication.

Law, M., Baptiste, S., & Mills, J. (1995). Client-centred practice: What does it mean and does it make a difference? *Canadian Journal of Occupational Therapy, 62*, 250-257.

Law, M., Cooper, B. A., Strong, S., Stewart, D., Rigby, P., & Letts, L. (1996). The person-environment-occupation model: A transactive approach to occupational performance. *Canadian Journal of Occupational Therapy, 63*, 9-23.

Law, M., Cooper, B. A., Strong, S., Stewart, D., Rigby, P., & Letts, L. (1997). Theoretical context for the practice of occupational therapy. In C. Christiansen & C. Baum (Eds.), *Occupational therapy: Enabling function and well-being* (2nd ed.). Thorofare, NJ: SLACK Incorporated.

Mathiowetz, V., & Bass Haugen, J. (1994). Motor behavior research: Implications for therapeutic approaches to central nervous system dysfunction. *American Journal of Occupational Therapy, 48*, 733-745.

McColl, M. A, Gerein, N., & Valentine, F. (1997). Meeting the challenges of disability. Models for enabling function and well-being. In C. Christiansen & C. Baum (Eds.) *Occupational therapy: Enabling function and well-being* (2nd ed.). Thorofare, NJ: SLACK Incorporated.

NCMRR (1993). *Research plan for the National Center for Medical Rehabilitation Research*. (NIH Publication No. 93-3509). National Institutes of Health, Washington, DC: US Government Printing Office.

O'Leary, A. (1985). Self efficacy and health. *Behavioral Research and Therapy, 23*(4), 437-451.

Premier's Council on Health, Well-Being and Social Justice (1993). *Our environment, our health*. Toronto, ON: Province of Ontario.

Reilly, M. (1962). Occupational therapy can be one of the great ideas of 20th century medicine. *The American*

Journal of Occupational Therapy, 16, 92.

Reilly, M. (1966). The challenge of the future to an occupational therapist. *The American Journal of Occupational Therapy, 20,* 221-225.

Institute for Health & Aging (1996). E. Freudenheim (Ed.). *Chronic care in America: A 21st century challenge.* Princeton, NJ: The Robert Wood Johnson Foundation.

Schkade, J. K., & Schultz, S. (1992). Occupational adaptation: Toward a holistic approach to contemporary practice. Part I. *American Journal of Occupational Therapy, 46,* 829-837.

Shugars, D. A., O'Neil, E.H., Bader, J.D. (Eds.) (1991). *Healthy America: Practitioners for 2005, an agenda for action for U.S. health professional schools.* Durham, NC: The Pew Health Professions Commission.

Smith, V., & Eggleston, R. (1989). Long-term care The medical versus the social model. *Public Welfare, Summer,* 26-29.

Trombly, C. A. (1995).Occupation: Purposefulness and meaningfulness and therapeutic mechanisms. *American Journal of Occupational Therapy, 49,* 960-972.

US Department of Health and Human Services. Public Health Services (1990). *Healthy People 2000—National Health Promotion and Disease Prevention Objectives.* DHHS Publication No.(PHS) 91-50212. Washington, DC: US Government Printing Office.

World Health Organization (WHO) (1990). *Healthy cities—Action strategies for health promotion, first project brochure.* Copenhagen: Author.

第4章　クライエント中心の作業療法：カナダの経験

Elizabeth Townsend, PhD, OT(C)

　カナダの作業療法士たちは，クライエント中心の作業療法実践のガイドラインを開発した20年の歴史と共に20世紀を閉じようとしている．カナダにおけるクライエント中心の実践は，作業療法士とクライエントの長年の協業および，カナダ作業療法士協会（CAOT）と，カナダ政府その他の組織との間に培われた関係の中から出現したものである．カナダ人はどこの国の作業療法士とも同様に，実践は，クライエントの目標に焦点を当て，クライエントをその過程の協業者かつ参加者として巻き込むとき，最も有意義かつ有用であることを知っている．カナダの作業療法士は，Carl Rogersらの著書を吟味することによって，作業療法は本質的にクライエント中心であることが最も良いと認識した．1990年に書かれた「クライエント中心の作業療法実践のためのガイドライン開発（*Developing Guidelines for Client-Centred Occupational Therapy Practice*）」という論文は，クライエント中心の実践に関するカナダガイドラインの最初の3巻の歴史的発展を概説したものである（Townsend, Brintnell, & Staisey, 1990）．この章では，クライエント中心の実践を，カナダにおける作業療法の重要な部分とするにいたった全国的な協力の歴史について述べる．この章の4つの節は歴史的ハイライトを要約するもので，第1節は1960年代と1970年代における質の保証から1980年代の成果測定（outcome measurement）にいたるまでの移行．第2節は1990年代およびそれ以降のカナダ作業療法の展望の発展を促進する5つのプロセス．第3節は40年にわたる協業．第4節ではクライエント中心の実践の中から浮かび上がってきた，2つの核となる概念について述べている．クライエント中心の実践を実現する方法を示すために8つのシナリオを所々に挿入した．歴史に関するこの章は，世界中の作業療法士がカナダの経験から学ぶところがあるかもしれないと考えてこの本に含めたものである．

第4章

質の保証から成果測定まで：1960年代から1980年代まで

クライエント中心の実践への興味を促す活動

　カナダでは，クライエント中心の実践への方向づけは，保健サービスを評価し，質の評価と質の保証を通してサービスをもっと責任あるものとしようとする政府と専門職の関心から生まれてきた．1966年から1979年までのカナダ作業療法士協会による4つの活動が特別委員会の編成を促し，それがカナダの1980年代の，作業療法におけるクライエント中心の実践のガイドラインを生み出した（Department of National Health and Welfare and Canadian Association of Occupational Therapists, 1983）．最初の活動は全国作業負荷測定システム（Management Information Systems Group, 1993）を開発することであった．第2の関連した活動は，1973年に始まったカナダ作業療法士協会の，作業療法サービスのための基準の開発であった．最初の基準は，病院の認可のために用いるように方向づけられ，質的な構成の輪郭を持っていたが，これは作業療法のための質的手順でもなければ成果でもなかった（Canadian Council on Hospital Accreditation, 1977）．注目すべきことは，リハビリテーションサービスにおける1990年代の作業療法の基準は今，クライエント中心のアプローチを唱道しているということである（Canadian Council for Health Services Accreditation, 1995）．作業療法の責任性（accountability）を高める活動は1977年に始まり（Bridle, 1977），カナダ作業療法士協会が「作業療法士－作業プロフィール」を開発するために出資し，これはカナダの大学および臨床教育において1980年代によく使われていた（Bridle, 1981）．実践ガイドラインを開発するための特別委員会を設立することは，カナダ作業療法士協会の4番目の活動であった．カナダ作業療法士協会の実践に関する評議会の委員長は，カナダ国民健康福祉局（DNHW）保健サービス幹部会施設・専門職サービス部門の「臨床ガイドラインプログラム」の研究費を得るために応募するよう，カナダ作業療法士協会の役員に働きかけた．

全国ガイドライン3巻と関連プロジェクト

　カナダ作業療法士協会とカナダ国民健康福祉局によって共同後援された特別委員会は1979年12月に発足し，作業療法実践に関する全国ガイドラインの開発を開始した．その11名のメンバーは，大学，病院，地域社会，政府，および専門職について，作業療法とこの専門職の積極的関与の歴史を展望した（Department of National Health and Welfare and Canadian Association of Occupational Therapists, 1983）．興味あることに，最初の会合で話し合われた検討事項にはクライエント中心の実践への方向づけはなかった．しかし，3年以上にわたる10回の会

合と，作業療法，質の保証，プログラム評価，認可基準，健康促進，障害，社会学，専門技術に関する広範なレビュー，および1960年代から1980年半ばの関連文献のレビューの後に，「クライエント中心の作業療法実践に関するガイドライン（*Guidelines for the Client-Centred Practice of Occupational Therapy*）」が文書として提出された（Department of National Health and Welfare and Canadian Association of Occupational Therapists, 1983）．これらのガイドラインは，

> 「……作業療法の概念枠組み，実践のためのカナダ全体の一般的ガイドライン，および評価とプログラム計画のための特定のガイドラインである．これらの合意されたガイドラインは，特別委員会で満場一致で支持され，ここにプロジェクトの第1段階が完成した．特別委員会は詳細な介入のガイドラインを開発する第2段階に進むように勧告した．」（Department of National Health and Welfare and Canadian Association of Occupational Therapists, 1983, p.xi）

これらのガイドラインで見直されたのはDonabedian（1966）が定義したように，ケアの質の測定と，特別委員会がこのプロセスを開始した前提であり，成果や構造ではない．病院を基盤とした作業療法サービスの構造に関するガイドラインは病院認可のためにすでに組み込まれており，プロセスガイドラインは，「クライエントと作業療法士との連続的相互作用を記述し確認する際の最初のステップ」として必要であると見なされた（Department of National Health and Welfare and Canadian Association of Occupational Therapists, 1983, p.4）．このガイドラインは，専門家中心ではなくクライエント中心であるが，それはこのガイドラインが自らの健康に関する個人の責任の認識と，依頼から評価にいたるクライエントと共に携わる7段階のプロセスについて述べているからである．作業療法士の広範な技能，倫理，治療関係，学際的なチームワーク，および創造性は，それ自体は質や責任の指標ではないが，プロセスの各段階にとって基本的なものとして記述されている．さらに，これらは「最良でもなく最低でもない，合理的」実践のひとつのビジョンを示す合意されたガイドラインであった（Department of National Health and Welfare and Canadian Association of Occupational Therapists, 1983, p.2）．これらは包括的ガイドラインとしても知られているように，多様な型の作業療法実践で適用できる一般的プロセスを提示した．ガイドラインは基準ではなく，あくまでもガイドラインであったが，それはカナダでは作業療法実践に類する法的規制を，各州が州の機関で決めた審査基準によって監督しているからである．連邦政府の役割は「改訂され発展して基準になるような，アウトライン，提案，または水準」となるガイドラインを提供することであった（Department of National Health and Welfare and Canadian Association of Occupational Therapists, 1983, p.2）．合意を得たガイドラインが基準より好まれたのは，基準は発刊される前に時代遅れになり，絶え間ない修正が必要で，また実施するのに費用がかかるからであった．これらのガイドラインは，クライエントによって，環境によって，またその他の要因によって異なるプロセス

をガイドするための概念枠組みをもつ，概念的なガイドラインとして開発された．要約するとその目的は，実践の多様な全領域を横断する結合力，一貫性，および高い基準を促進することであった．即ち，カナダ全域での作業療法における質の保証とプログラム評価の基礎を提供すること，臨床的，管理的，および教育的プログラム計画と研究のための包括的で概念的な枠組みを結合すること，作業療法学生に対して全国的な一貫した方向づけを行うことの支援，そして，政府，他の専門職，および地域社会の人々に対して，作業療法に関する情報を提供する広報のための重要な資源を提供することであった．

クライエント中心の実践は明快に定義されなかったが，その代わりに，クライエント中心の実践の，5つの理論的かつ哲学的な概念が示された（表4-1）．それらは，個人の価値，人間の包括的見方，作業遂行モデル，活動の治療的利用，および発達的見方である．個人の価値に注目すると，作業療法士は，すべての人は自らの可能性を実現しようとするときに，判断し，調整し，行為する能力を持っていることに気づき，また，心と身体と精神の相互作用を示す三角形の腕バッジが付いたカナダの昔のユニフォームに示されているように，クライエント中心の作業療法士は包括的な人間観をとることに気づくのである．カナダ初の作業遂行モデル（Occupational Performance Model : OPM）は，作業の3つの領域であるセルフケア，生産性，レジャーについて，環境の中で相互作用する個人を写実的に描くことによって，主体的に参加するクライエントという見方を支持した．OPMは特にReedとSandersonの著作（1980）を取り入れることで，作業療法実践分野における個人の遂行ばかりでなく，作業遂行をひとつの中心的焦点，および環境と結合したものとして認識する単純明快な図式を提示した．活動の治療的利用と発達的見方に関する概念が含まれたのは，作業療法士が，人間は発達段階に従って進歩するという認識を持ってクライエントを活動（activity：現在はoccupation〔作業〕と言っている）に巻き込むことを強調するためであった．実践のシステム的見方が用いられたのは，個

表4-1
1983年の作業療法のクライエント中心の実践の概念的基礎

概念	クライエント中心の実践
個人の価値	クライエントは積極的な参加者である
個人「人間」の包括的見方	個人は身体−心−精神に統合されている
作業遂行モデル	身体部位ではなく，作業遂行に焦点をおく
活動の治療的使用	健康は活動に携わることを通して促進される
発達的見方	発達的プロセスを通しての変化
実践のプロセス	クライエントはそれぞれの段階に参加する

クライエント中心の作業療法：カナダの経験

人，環境，作業遂行領域，また，彼らが作業療法士と共に従事するプロセスで，フィードバックがどのように適応を促すかを示すためであった．クライエント中心の実践に関連したこれら5つの概念を取り入れた作業療法プロセスは次の7段階に定義された．即ち，依頼，査定（assessment），プログラム計画，介入，終了，フォローアップ，および評価である．

　1984年から1986年の間，第2期の特別委員会が「クライエント中心の作業療法実践に関する介入ガイドライン（*Intervention Guidelines for the Client-Centred Practice of Occupational Therapy*）」を作成した（Department of National Health and Welfare and Canadian Association of Occupational Therapists, 1986）．重要なのは，これらのガイドラインで意図的に「治療（treatment）」ではなく，「介入（intervention）」という言葉が用いられたことである．カナダの作業療法士は急速に医学的文脈の外へと広がっていった．そしてクライエント中心の実践は，暗黙裡に治療を「人々に対して行う」のではなく，「人々と協業すること」を含むのである．例えば，虚弱な高齢の女性が近隣の人々の援助を組み立て，有意味な作業を見つけ，運動制限を持ちながら自宅で生活するために家屋改造を行うことは，治療というよりも介入，あるいは彼女と共につくりあげた計画の実施である．

　第2のガイドラインは，「クライエント中心の作業療法実践に関するガイドライン（*Guidelines for the Client-Centred Practice of Occupational Therapy*）」（Department of National Health and Welfare and Canadian Association of Occupational Therapists, 1983）の中で紹介されたクライエント中心の実践の基本的概念から導き出された3つの方向性を示す原則と，クライエント中心の介入の5つの基本要素（表4-2）を説明することによって，クライエント中心の実践の理解を拡大した．方向性を示す原則は，専門化（professionalization），チームアプローチ，そして適応であった．1986年に示された作業療法の方向性は，個人が機能を発達させ，回復し，あるいは維持する，または障害を予防できるように，個人および環境における適応を可能にすることであった．

　作業療法におけるクライエント中心の介入のための5つの基本要素は，精神性（spirituality），動機付け，治療的関係，教育-学習プロセス，および倫理とされた．精神性は，クライエントの生活における意味を知ることの重要性に留意するために強調された．特に，精神的な沈滞と無気力が動機付けの心理的構造と区別されたことは重要である．人は，身体および心と共に精神（spirit）を持っていると認識されたのである．一方動機付けは，意志決定する際の自己概念，自信，統制感と関係するひとつの心理的プロセスとして認識された．このガイドラインは，クライエントに何が有意味かを質問したり，介入やその他のプロセスの段階をその意味へと方向づけることにより，作業療法士が精神性に注目することを示唆した．動機付けは「適応的でない受け身な'患者'役割に挑戦する」ものとして強調された（Department of National Health and Welfare and Canadian Association of Occupational Therapists, 1986, p.15）．治

> **表 4-2**
> **1986 年の作業療法におけるクライエント中心の介入に関する概念的基礎**
>
> **基本的要素**
> 精神性（spirituality）
> 動機付け
> 治療的関係
> 学習プロセスを教えること
> 倫理
>
> **指向する原則**
> 専門化
> チームの概念
> 適応：障害の予防，および機能の開発，回復，維持
>
> **クライエント中心の実践の概念**
> 個人の価値
> 個人の包括的見方
> 作業遂行モデル
> 活動の治療的利用
> 発達的見方
> 実践のプロセス

療的関係はクライエントへの関心を伝えるプロセスであり，作業療法士の知識のみならずクライエントの知識にも信頼をおく協業的コミュニケーションをつくりあげるものとして記述された．治療的関係の開始，継続，および終了までの全過程を通じて，作業療法士とクライエントは相互に教え，学ぶプロセスに携わる．つまり，クライエントは作業療法の専門知識から学ぶが，作業療法士もまたクライエントの経験と自己知識から学ぶのである．人々を治療するのではなく，この協業的プロセスでは，変化の過程を通して適応することを学ぶため，リスクを負いつつ問題解決し，意志決定し，技能を獲得し，またその他のアプローチを用いて，教育と学習を引き起こすのである．倫理が介入の要素に含められたのは，クライエント中心の実践ではなすべき事柄について，クライエントの価値観と信念を留意するからである．クライエント中心の実践において倫理的要素は，クライエントと作業療法士が目標と優先順位に関して異なる信念と価値を持つような場合には重要になる．重要なことは，作業療法士が一方ではクライエントのニーズに奉仕しつつ，他方ではクライエントへの損害の可能性を確実に最小にするために専門職の倫理規定を守るという専門職として両方の責任を果たすということである．

　第3のガイドラインである「作業療法における成果測定に向けて（*Toward Outcome Mea-*

*sures in Occupational Therapy)」は，1987年に公表された．これらのガイドラインの中で，セルフケア，生産性，およびレジャーに関する成果測定のレビューが要約され，効率，有効性，経費と利益の測定項目が強調された．全国的な調査結果によれば，家事管理と生産性が重要な成果と見なされていたにもかかわらず，セルフケアとレジャーがより頻繁に扱われたことが示された．またクライエント中心の実践と一致する作業遂行の評価用具を開発するための原則がリストアップされた．これは以前のガイドラインのように，「ハウツーもの」のガイドラインではなかった．むしろ，1980年代後期の作業療法に関する成果測定の技術水準を概観するものであった．ガイドラインはセルフケア，生産性，およびレジャーが作業療法の主要な成果であり，一方，身体的，精神的，および社会文化的遂行の要素は二次的成果であることを示唆した．即ち，作業療法の真の成果に対するひとつの方法を示したことになる．この作業療法の見方はそれ以後 WHO（世界保健機関）の国際障害分類である機能障害・能力障害・社会的不利の概念と高度に適合するものとして描かれた（Townsend, Ryan, & Law, 1990）．

　クライエント中心の作業遂行の成果測定のための勧告は，その後新しい評価用具であるカナダ作業遂行測定（Canadian Occupational Performance Measure：COPM）に織り込まれた（Law, Baptiste, Carswell, McColl, Polatajko, & Pollock, 1994；Law, Baptiste, McColl, Opzoomer, Polatajko, & Pollock, 1990）．クライエント中心である COPM は作業療法の成果を測定するのではなく，むしろ，クライエントによって重要性，遂行度，満足度の点から採点されるものと定められた，個人のセルフケア，生産性，レジャーにおける作業遂行の成果に焦点を当てるのである．

　1990年代が始まったときカナダの作業療法士は，質の向上およびクライエント中心の実践を促進するために，3つのガイドラインと COPM を持っていた（Townsend, Brintnell, & Staisey, 1990）．次に示すシナリオ 1，2，3 で，地方，州，および国レベルでの使用について説明する．

シナリオ 1：クライエント中心の実践の遂行評価

　遂行評価の際，一人の作業療法士がスーパーバイザーに付いて参加している．観察から，作業療法士はクライエントに対して熱心であり，クライエントが最終的に成功体験をするように企画の準備に多くの時間をかけていることが分かった．しかし，記録はほとんど保存されていない，判定，計画，フォローアップ，そして評価はめったに行われない．また，その作業療法士は忙しすぎるという理由で，継続的専門教育にほとんど参加していない．身近にある3セットのガイドラインと COPM を使って，スーパーバイザーは作業療法士に質の高い作業療法実践は，作業遂行モデルに描かれているように，回復，発達，または機能障害の予防に焦点を当てることだということを思い出させる．質は，クライエントが最も重要だと定義したセルフケア，生産性，レジャー領域の項目で，遂行度または満足度の変化にクライエントが満足してい

ることを意味する．さらに，質は，活動の治療的利用，精神性，動機付けおよび治療関係に関する7段階の実践プロセスに沿って，記録することによって証明される．作業療法士はこれらの方法に精通し，どのように質のプロセスと適切な成果が本気で取り組まれたかを示す明瞭な記録を保管すること，また，クライエントのニーズに関係ないような企画を準備するよりも，継続的専門職教育を受けるのに時間を使うよう助言を受ける．

シナリオ2：クライエント中心の実践家を教育すること

　ある作業療法教育プログラムでカリキュラムを改訂している．教授陣と臨床実習指導者は，特定の医学的診断に焦点を当てる教育課程では，学生に，実践家が出会う広範囲な場面における作業療法理論と原理を適用するための準備は行えないということで意見が一致した．カリキュラム計画グループは，カナダの作業療法士が，作業遂行に焦点を当てたクライエント中心の実践のための包括的，概念的ガイドラインを持っていることを知っている．委員会メンバーは，学生教育を概念的枠組み，原理的方向づけ，作業療法の基本的な要素に基づいて行うことは意味を持ち，それによって学生はどこでも働くことができ，なおかつ作業療法士としてチームに貢献することに焦点が当てられると述べている．カリキュラム計画グループは，学生が，作業遂行は人生を通してどのように発達するのか，個人のみならず環境の中で変化がどのように促進されるのか，また精神性と動機について働きかけが行われたときどのように有意味な成果が現れるかを学ぶよう提案する．教室と臨床教育の両方において，学生は協業関係を発展させ，クライエントがしたいと望むことと作業療法士および他の専門職が適切であると思うものとの倫理的矛盾を率直に議論するように励まされる．

シナリオ3：クライエント中心の実践を全国および地方の公文書に明記すること

　カナダ作業療法士協会は1980年代の中頃にクライエント中心のガイドラインを国家政策と国家試験に組み入れることを決議した．全国クライエント中心実践委員会が，ガイドラインの使用を促し，必要に応じてそれを改訂するために設立された．第1回の国家試験委員会は，作業遂行とクライエント（患者ではない）に関係する試験のシナリオと，多肢選択回答を要求した．『カナダ作業療法ジャーナル』は現在，作業遂行の概念・過程・成果を検証するための提案を求めている．作業療法の専門化に関するカナダ作業療法士協会の活動方針は，利用される枠組みや介入方法にかかわらず，作業遂行モデルを参照して開発されたが，特に作業療法プロセスにおけるクライエントの参加に重点をおいている．カナダ作業療法士協会の臨床実習および教育認定基準には，学部教育の資料の手がかりとなるガイドラインが含まれている．さらにカナダ作業療法士協会は，ガイドラインが国際的な論評や発表などの目的で使われるように，主要な機関と個人に配布されるように手配した．またカナダ作業療法士協会は，クライエント

中心の実践の概念，原理，要素を，自らの方針，予算の優先順位，学会テーマ，出版物の優先順位，広報活動に組み込んでいる．州の規定や専門職団体は次第にクライエント中心の実践を文書に取り入れている．

カナダ作業療法の展望の発展：1990年代以降

1990年代，作業療法概念のビジョン，解説（discourse），クライエント中心の実践のための戦略がカナダ作業療法士協会によって推進されたが，これは表4-3に示されている整理統合，明確化，集中，分類，そして作成という5つの相互に関連したものとして提示された．

表4-3
1990年代：5つの相互に関連したイニシャティブ（initiatives）

整理統合すること	オリジナルのガイドラインを整理統合すること Canadian Association of Occupational Therapists. *Occupational Therapy Guidelines for Client-Centred Practice*. Toronto, ON: Author; 1991.
明確化すること	オリジナルのガイドラインの使用法と有用性の明確化 Blain, J. & Townsend, E. Occupational Therapy guidelines for client-centred practice: Impact study findings. *Canadian Journal of Occupational Therapy*. 1993; 60:271-285.
集中すること	精神保健の実践のためのガイドライン作成への努力の集中 Health Canada and Canadian Association of Occupational Therapists. *Occupational Therapy Guidelines for Client-Centred Mental Health Practice*. Ottawa, ON: Minister of Supply and Services; 1993.
分類すること	専門職が能力を発揮する領域を分類すること Canadian Association of Occupational Therapists. Profile of Occupational Therapy Practice in Canada. *Canadian Journal of Occupational Therapy*. 1996; 63:79-113.
作成すること	新たなガイドラインの作成 Canadian Association of Occupational Therapists. *Enabling Occupation: A Canadian Occupational Therapy Perspective*. Ottawa, ON: Author; 1997.

第4章

整理統合

　1991年版の,「クライエント中心の作業療法実践ガイドライン (*Occupational Therapy Guidelines for Client–Centred Practice*)」(Canadian Association of Occupational Therapists, 1991) は, 1983年版 (Department of National Health and Welfare and Canadian Association of Occupational Therapists, 1983), 1986年版 (Department of National Health and Welfare and Canadian Association of Occupational Therapists, 1986), 1987年版 (Department of National Health and Welfare and Canadian Association of Occupational Therapists, 1987) の各ガイドラインについて, 性を区別しない用語を使用し, 参考文献の重複を避け, 用語の定義を新たにするという改訂を行った. ガイドラインの序文はオリジナルのガイドラインの上に現在の展望を提示したものであり, 社会的変化, 専門職の展望の変化, およびガイドラインを更新するという挑戦に重点をおいている (Townsend, Banks, Multari, & Naugle, 1991). カナダでは健康の促進, 消費者の参加, 環境, 精神性が注目を浴びつつありこれらが強調された. 個人のみならず, グループ, 組織, その他のクライエントへの関わりの増加といった, 作業療法士の専門職としての視点の変化が紹介された. また, 作業療法はその概念枠組みを自覚しており, 医学や他の経験科学ばかりでなく, その実践を現象学および批評社会科学の上に描くように再構成している. 1991年に光を当てられた第1の課題は,「我々の意図を日々の実践の現実の中にどのように転換するか検証する」(Townsend, Banks, Multari, & Naugle, 1991, p. ix) ことであった.

明確化

　クライエント中心の実践委員会は民族学的研究デザインを用いて, オリジナルのガイドラインを評価するためにガイドラインの影響に関する研究を組織した (Blain & Townsend, 1993; Blain, Townsend, Krefting, & Burwash, 1992) この研究の目的は,

> 「……どのようにガイドラインが用いられているか, 種々の概念や項目の有効性, 改訂の際に変更すべき点を示唆し, さらにこの研究は, ガイドラインが90年代以降においても利用され有用であるように改訂するための情報を収集するようにデザインされた.」(Blain & Townsend, 1993, p.272)

　民族学的なデータは, まず重要な被調査者 (informant) として, カナダ作業療法士協会の代表者や理事によって選ばれたカナダの作業療法の指導者21名に対する徹底的な電話インタビューによって収集された. インタビューによるデータは調査表を作成するために利用され, この調査表はカナダ全土を代表するサンプルとして285名のカナダ作業療法士協会員に配布された. 回答した77名, 29％の人々は, 研究の対象者というよりもどちらかといえば民族学的

な被調査者であった（Blain, Townsend, Krefting, & Burwash, 1992, p.9）．調査結果は，回答者の81％が第1巻（1983）を利用し，44％は第1巻を参考書として少なくとも年に4回用いていることを示した．第2巻（介入ガイドライン，1986年）は25％の人々によって利用されており，第3巻（成果測定に向けて，1987年）は回答者の16％に利用されていた．この主な利用者（57％）は管理職であり，サービスの質を保証し，医療専門職および保健関連の専門家に作業療法を説明し，クライエントや作業療法のために唱道したり陳情運動を行っている人々であった．その結論として評価者は次のように述べている．

「作業療法がその自己定義において成功するためには，最新のガイドラインで作業療法独自の概念，解説，および実践戦略の明瞭なビジョンをはっきり表現する必要がある．このビジョンはカナダ内のすべての作業療法士，あらゆる臨床領域の現在から21世紀までを包囲するものでなければならない……［今こそ］クライエント中心の実践を実行しようとする試みの中でのアイディアや経験に基づいて，作業療法独自の概念と解説と実践戦略の明瞭なビジョンを効果的に表現する時である．」（Canadian Association of Occupational Therapists, 1991, p.285）

最初の3つのガイドライン文書の確かな影響は，クライエント中心の実践に関する出版物の増加に見ることができる．例えば，クライエント中心の実践プロセスの評価と段階が調査され（Hobson, 1996；Letts, Law, Rigby, Cooper, Stewart, & Strong, 1994；Pollock, 1993；Pollock, Baptiste, Law, McColl, Opzoomer, & Polatajko, 1993），クライエント中心の実践は文書化システムの中に組み込まれ（Fearing, 1993；Watson, 1992），そしてクライエント中心の実践の概念とビジョンの分析の理解が深められてきた（Banks, 1991；Law, 1991；Law, 1995；Law, Cooper, Strong, Stewart, Rigby, & Letts, 1996；McColl, 1994；McColl & Pranger, 1994；Sherr Klein, 1995；Sumsion, 1993；Townsend, 1993；Townsend, 1996）．精神性は1990年代に特に注目されてきた（Egan & DeLaat, 1994；Kirsh, 1996；Urbanowski & Vargo, 1994）．

集中

前に出たガイドラインの影響が評価される一方，「クライエント中心の精神保健実践のための作業療法ガイドライン（*Occupational Therapy Guidelines for Client-Centred Mental Health Practice*）」が出版された（Health Canada and Canadian Association of Occupational Therapists, 1993）．これらは特定の領域，即ち，精神保健の実践のためのガイドラインであるが，これはカナダにおける唯一の国レベルのガイドラインであり，それは心理社会的問題が歴史的に作業療法では重要なことであったにもかかわらず，精神科領域の実践が衰退しているため予算化されたのである（Friedland & Renwick, 1993）．「クライエント中心の精神保健実践のための作業療法ガイドライン」が作成された2つの主目的はシナリオ4と5に簡単に示されている．

第4章

シナリオ4：精神保健サービスにおける作業療法の役割を明確にすること

地域の精神保健サービスチームのケースマネージャーとして働いているある作業療法士が，作業療法をチームに含めることを正当化するために援助を求められる．「クライエント中心の精神保健実践のための作業療法ガイドライン」の章と項目を参照して，作業療法士は，作業遂行モデル，最適な作業遂行を可能にすること，ケース管理/調整，作業療法精神保健実践の役割，作業療法精神保健臨床実践段階のためのガイドライン，臨床役割のための実例，および未来のビジョンについて説明し，また，「精神病理，環境的要因とその機能についての知識を合わせ持っているという独自性，そしてクライエント中心の実践へのコミットメント（commitment），これらが作業療法士がケースマネージャーとして理想的な技能のセットを持っていることを意味する」と述べる（Health Canada and Canadian Association of Occupational Therapists, 1993, p.19）．

シナリオ5：すべての実践場面で精神保健を進めること

ワークハードニングの企業と契約をしている4人の作業療法士たちは，腰に傷害を持つ人々がしばしば経験する身体のみならず精神的問題にも関わることに対して報酬を支払うよう唱道している．企業は，作業療法の精神保健上の治療目標に出費することには，第三者保険会社のほとんどが精神的問題を仮病と判断すると主張し，消極的である．腰痛症の精神保健の推進についての概要が準備されたが，それにはワークハードニングプログラムに精神保健要素を含む場合と含まない場合を比較するパイロットプロジェクトの提案が含まれている．「クライエント中心の精神保健実践のための作業療法ガイドライン」を参照して，作業療法士は，「……作業療法士は精神保健の推進をすべての作業療法実践の必要不可欠な部分と見なす」と断言する（Health Canada and Canadian Association of Occupational Therapists, 1993, p.vii）．

分類

1993年に始まったプロジェクトにおいて，カナダの作業療法士とカナダ人材開発部（HRDC）はクライエント中心の実践のために有能性を分類するというユニークなプロジェクトに着手した．「カナダにおける作業療法実践のプロフィール（*Profile of Occupational Therapy Practice in Canada*）」における有能性を5段階に分類するため，機能的分析方法が用いられた（Canadian Association of Occupational Therapists, 1996; Human Resources Development Canada, 1993）．カナダ全土の多様な実践領域の代表者たちは，会議，焦点化グループ，見直し過程の3つの段階に含められた．鍵となった参考資料は，1991年に整理統合された「クライエント中心の作業療法実践のガイドライン」（Canadian Association of Occupational Therapists, 1991），およびカナダ作業療法士協会「日常的作業と健康の見解書（*Position Statement on Everyday Oc-*

cupations and Health)」(Canadian Association of Occupational Therapists, 1994) であった．

　機能的な分析方法は，「オーストラリア新人作業療法士能力基準」(Australian Association of Occupational Therapists, 1994) が開発されたときに使用されていたが，カナダのクライエント中心の実践の歴史的方向づけは異なったプロフィールを生みだした．即ち，クライエントとの協業，意味のある作業，作業遂行，を強調するのである．カナダのグループは，作業療法の鍵となる役割宣言，即ち「作業療法士は，個人とグループと地域社会が人生における作業について望ましい可能性を認識し，従事し，達成する手段と機会を発展させることを可能にする」という宣言に基づいて，作業療法における専門職の有能性として7つの構成単位を分類した (Canadian Association of Occupational Therapists, 1996, p. 82)．

　このプロフィールは現在，教育水準の作成とカナダ作業療法士協会の国家認定試験の青写真の妥当性の検討，そして作業療法士の自己評価のために利用されている．

作成

　「作業の可能化：作業療法の展望」(*Enabling Occupation: An Occupational Therapy Perspective*) と呼ばれるクライエント中心の実践の新しいガイドラインが現在出版されている (Canadian Association of Occupational Therapists, 1997)．このガイドラインの作成は1993年に開始され，カナダ全土の臨床・管理・学術領域の作業療法士10名が協力者として研究し，2回の打ち合わせ，遠隔地間会議，ファックス，および電子メールによる検討をもとに書かれた．さらにその他の54名の作業療法士が1994年から1996年にかけて，一部を執筆し，あるいは草稿を見直したものである．ガイドラインの影響に関する研究の結果から導かれた目的は，21世紀に向かって作業療法がうまく，概念，プロセス，および成果を提示するためであった．

　16項目の文脈的特徴の概観は，「作業遂行」と「クライエント中心の実践」という2つの相互に関連する作業の可能化 (enabling occupation) の核となる概念を提示する素地となった．新しいカナダ作業遂行モデル (CMOP) が，人間，その環境，そしてその生涯にわたる作業とのダイナミックな相互関係を把握するために開発された．そしてクライエント中心であるための原則と倫理的問題が，個人，グループ，団体または組織としてのクライエントに向けて明らかに示された．さらに作業療法サービスを組織化するためのプロセスが6つの因子によって示された．即ち，サービスの計画をし，サービスを市場に出し，サービスを管理し，教育し，研究へ接近し参加し，そしてサービスを評価する，である．これらの新しいガイドラインの10の利用法が，これらのガイドラインを個人クライエント（頭部外傷の子供，精神保健サービスを受けるようになった女性），組織クライエント（高齢者村，宗教組織），そして法廷での事例のための評価意見を要する法律的クライエントに適用した5つの事例と共に提示された．シナリオ6，7，8は示唆された10の適用のうちの3つを説明したものである．

第4章

**シナリオ6：カナダにおける作業療法実践のプロフィールと
　　　　　　手引き書としての「作業の可能化：作業療法の展望」の利用**

　保健科学団体に所属している作業療法士のグループが，プログラムマネージメントへのシフトの一部として，自分たちが有能性を示せる分野を明らかにするように依頼された．彼らは，「カナダの作業療法実践のプロフィール」の中に示された役割に関する説明が，作業療法の目標と使命の説明を定義するために利用できることを示唆した．彼らは，「作業の可能化：作業療法の展望」の中でもその文脈を説明する考えとして作業療法士の有能性をレビューし，作業遂行およびクライエント中心の実践のための概念枠組みと，7段階の作業遂行プロセスについて記述した．

シナリオ7：クライエント中心の実践を文書化し管理すること

　新たに個人開業をする作業療法士は，資金提供者と地域社会に対して治療の質を示し責任を確実に果たしたいと願う．彼らは，「作業の可能化：作業療法の展望」に述べられているように，作業遂行問題と目標とする成果についてのクライエントの優先順位，作業療法士の時間，および作業遂行プロセスの各段階に要する費用を文書化することを決める．彼らは自分たちの実践をクライエント中心として市場に出し，協業的な文書システムを作る．それにはクライエントの問題，利点と資源，目標とする成果，計画，実行，および評価について，作業療法士とクライエント両者の記録が含まれる．これらのデータを使って作業療法士とクライエントの両者が，地域の重要な問題に関して，報道機関，資金団体，および政治の代表者に対して発言する．責任性のため，作業療法士とクライエントは協同して遂行を評価し継続的専門教育のアウトラインを描く．

シナリオ8：クライエントと共に，クライエントのために唱導する

　同じ学区で働いている3人の作業療法士が，彼らが担当する障害を持つ思春期の若者たちと共に，また彼らのために唱導する決意をした．彼らは，それぞれの学校で障害を持つ思春期グループと持たない思春期グループの両方と話し合うことで唱導を始めた．クライエント中心が意味するものは何かを思春期の若者たちに示すために，各学校で障害者の権利に関するポスターを作成するための援助（代わりに作るのではない）を申し出た．それぞれの学校のグループにポスターの作成を促したのち，作業療法士は，思春期の若者に対して3校全体を巻き込んで障害と能力に関する会議を開くように励ました．ポスターは若者たちが，学生，教師，およびメディアに対し，能力の違いのために学校行事に参加できたりできなかったりすることがどのようなことかについて話をする出発点を提供する．作業療法士の「可能化」するアプローチは，学生を意志決定に巻き込むことによって，また，思春期の若者文化にとって適切で有意味なも

のとして学生が選択した事柄を行うことによって力を共有する．

カナダ作業療法ガイドラインの開発における 40 年間の協業

　1960 年代から 90 年代の終わりにかけて，図 4-1 に示すような多くの力の協業によってクライエント中心の実践が，カナダ作業療法の貴重で，明白な，中核としてつくりあげられた．織り込まれたクモの巣に当たった光のように，多くの独創的（先駆的）事柄がカナダ作業療法の協業的な特徴を表している．それらはまた，専門職と政府のパートナーシップがどのように国家レベルでの協業を可能にする環境をつくりだすことができるかを描いている．

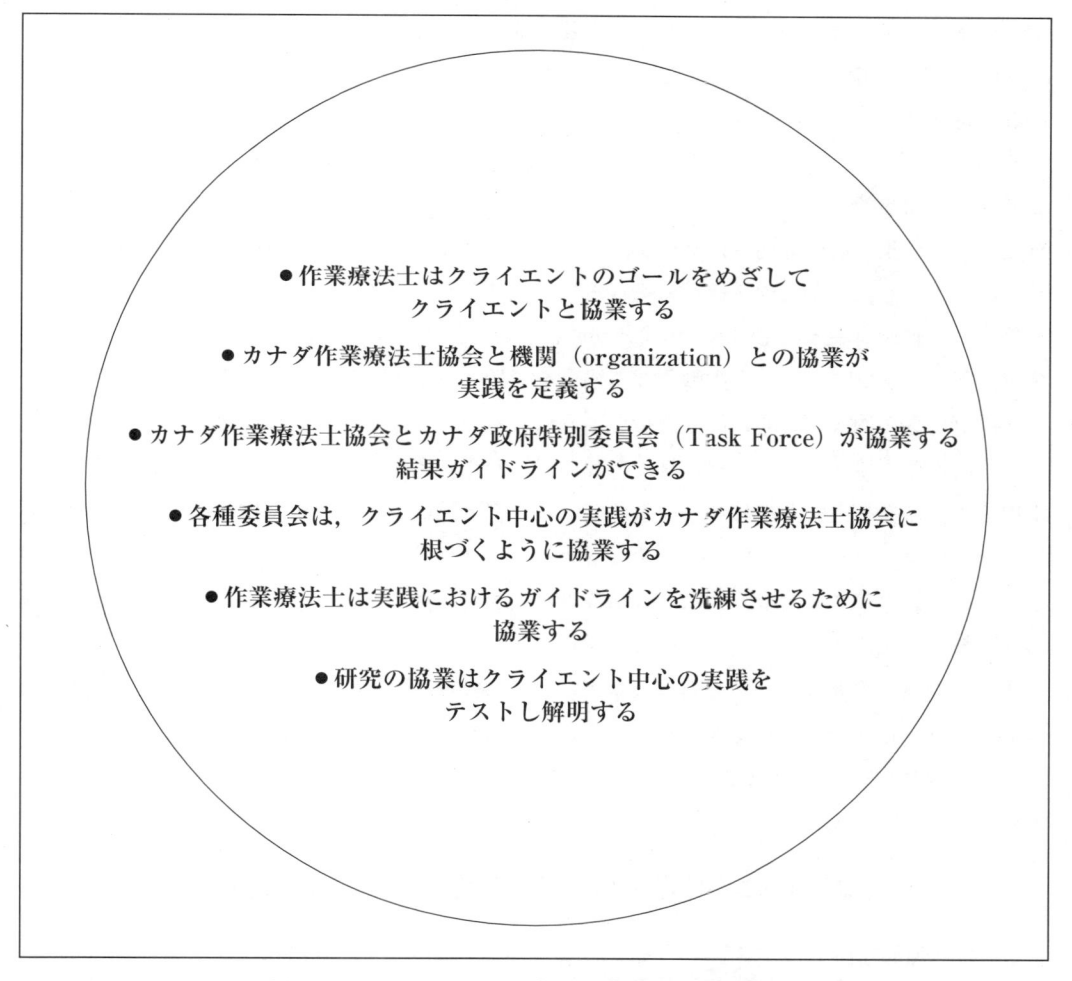

- 作業療法士はクライエントのゴールをめざして
  クライエントと協業する
- カナダ作業療法士協会と機関（organization）との協業が
  実践を定義する
- カナダ作業療法士協会とカナダ政府特別委員会（Task Force）が協業する
  結果ガイドラインができる
- 各種委員会は，クライエント中心の実践がカナダ作業療法士協会に
  根づくように協業する
- 作業療法士は実践におけるガイドラインを洗練させるために
  協業する
- 研究の協業はクライエント中心の実践を
  テストし解明する

図 4-1　クライエント中心の実践を進める協業

第4章

協業の実際

　3つの協業的なイニシャティブ（initiative）が作業療法士を巻き込み，クライエントおよびクライエントサービスの組織化に関心のある人々に作用した．第1に，クライエント中心の実践が発展したのは，優れた作業療法は本質的にクライエント中心であるからである．これはクライエントを積極的に巻き込むことによって作用する専門職なのである．もちろん，クライエントの参加は有意味な成果の定義と追求という面で，元々のクライエントの限界やプログラムの方針，規定，時間，資金などの制限によって達成するのが困難かもしれない（Sumsion, 1993；Townsend, 1993；Townsend, 1996；Townsend, 1997）．しかし，個人クライエントは作業の実際的な成果をみて，クライエント中心の実践は，作業療法が現在から21世紀に向けて応答的で（敏感な）適切な専門職になるための重要な鍵であると述べた（Sherr Klein, 1995）．

　1960年代と1970年代を通じて発展した2番目のイニシャティブは，作業療法士が直接病院の許認可団体，技能開発業者，また実践の規定を作成する他の組織と協業するのが見られたということで，これは他者の見方ではなく作業療法士自身の見方を基盤にするということである．このような組織的なイニシャティブは，適切な概念枠組みを規定するための自由を作業療法に与え，その結果，この専門職はクライエントが示す実際的なニーズに対応すること，即ち，クライエント中心に，また作業遂行に焦点を当てることができるようになった．

　第3に，1980年代および1990年代の初めにおいて，カナダ国民保健福祉局（DNHW）の臨床ガイドラインプログラムが中軸となる協業を開始し，その結果，カナダ作業療法士協会とカナダ政府は専門的実践の質に関心を持つようになった．ガイドライン作成のメンバーであるカナダ作業療法士協会と国民保健福祉局の長期間にわたる協業への熱心な関わりは，クライエント中心の実践を推進するのに非常に重要であった．上述のようなカナダ作業療法士協会のイニシャティブは，これまで10～15年間にもわたってクライエント中心のガイドライン作成に従事してきた人々によって取り入れられ指導されてきた．クライエント中心の実践への関心と遠隔通信技術の発達は，委員会が一堂に会する必要性をかつてなく少なくし，実際にメンバーが集まった会議は，最初の「クライエント中心の作業療法実践ガイドライン」（Department of National Health and Welfare and Canadian Association of Occupational Therapists, 1983）のときは10回であったものが，最新のガイドラインである「作業の可能化：カナダ作業療法の展望」（Canadian Association of Occupational Therapists, 1997）の場合は2回となった．

クライエント中心のルーチンを発展させるための協業

　3つの追加的な協業のイニシャティブは，「クライエントが中心であること」と「作業遂行」が，どのような作業療法の実践においても日常的基盤であることを強調している．例えば，カ

ナダ作業療法士協会の複数の委員会が協業して，クライエント中心の実践をカナダ作業療法士協会が先導する公式の期待であるとした．すでに，多くの実務的な書類，国家資格認定試験，臨床実習と教育プログラムの審査基準，および様々な方針がクライエント中心の実践ガイドラインに基づいており，それによって新たな卒業生とカナダに来たばかりの作業療法士がすべて，クライエント中心の実践と作業遂行について日常的に学ぶことができる．

2番目の例として，数名の作業療法士が協業して，クライエント中心，作業に焦点を合わせたプロトコル，基準，質の管理のための標準，および特別の実践場面のための時間管理の文書を作成したことがあげられる．例えば，作業を可能にするための新しいガイドラインに記されている作業遂行の段階は，ブリティッシュコロンビア州バンクーバーのVirginia Fearingと何人かの作業療法士の仕事をもとにつくられたものである（Fearing, 1993）．彼らの間で，また患者との間で行われた日々の協業は，クライエント中心の実践を単なる概念的に魅力ある考えにとどめず，日常的な期待とし，また文書化への道を拓いた．第3のものとして，クライエント中心の実践をテストし解明するための，作業療法協業の例がある．研究と実践的協業が専門職の舞台，例えばカナダ作業療法学会での発表へと発展し，そこではパートナーシップや他のクライエント中心の考えが目立つようになってきた．

協業の考察

クライエント中心の実践へ向けての協業は多様な視点を持つ作業療法士の間で可能になってきたが，それはカナダの連邦臨床ガイドラインプログラムと作業療法士がその焦点を，作業療法の光彩を放つ核，概念的で，普遍的な，共通の要素とプロセスに当てるようになったからである．その結果，特定の実践モデルを選ぶ必要もなく，評価や介入で階層的リストをつくって最終的に誰かを排除したり，侮辱したり，特殊な実践例の肩を持つこともなくなった．この包括的なアプローチは協業の可能性を推進させる橋渡しをしたのであった．クライエント中心の実践を焦点としたため，臨床場面，対象者，あるいは理論の違いは，専門職を一つに結びつける共通の概念とプロセスがあるという知識によって尊重されるようになってきた．競争的な力で争うのではなく，カナダの作業療法士はクライエント中心の実践を下から支える全体論的な，統合された，包括的な，社会的に敏感な，そして究極的に民主的な力によってエネルギーを与えられてきたようにみえる．作業遂行とクライエント中心の実践を強調することは，何が作業療法をそれ自身の権限において保健専門職たらしめるかを説明する助けになった．クライエント中心の実践におけるカナダの経験は，本質的に，作業療法士に自らの声とビジョンを発展させる力を与え，そしてクライエントに対しても自らのビジョンを実現できるようにしたのである．

第4章

結論：クライエント中心の実践から生じる二つの見解

　ほぼ40年の協業を経て，いまは作業療法におけるクライエント中心の実践の見方が生まれた歴史を考えるばかりでなく，未来を見つめる時である．1960年代と1970年代の努力はカナダの作業療法士が自らの実践をコントロールする基盤をつくりあげ，1980年代と1990年代はカナダの作業療法の方向性に光を当てた．21世紀が近づくと共に，作業療法のクライエント中心の実践についての2つの重要な見解（notions）が，「作業の可能化：作業療法の展望」（Canadian Association of Occupational Therapists, 1997）の新しいガイドラインで示された．

　ひとつの見解は，クライエント中心の実践における作業療法の焦点は作業にあるということである．これが作業療法であるとするからには，専門職の包括的な概念枠組みを作業と作業遂行によって表現することは意味をなす．作業療法士がクライエントに自分のゴールを確認し優先順位をつけるように依頼すると，クライエントは彼らの生活を容易にまたはより有意味にするためにしたいこと，またはしなければならないことを明らかにする作業的ゴールをはっきりと名づける．作業療法士は文化的・年齢的に適切な，セルフケア，生産性，そして余暇作業（レジャー）においてクライエントの成果が示されなければならないことを認識している．遂行要素や環境の変化はこのような成果を達成する方法である．さらに，セルフケア，生産性，および余暇作業における成果は，健康，生活の質，可能性の拡大，および公平性のための，全体的でイメージ的なゴールに関連づけることができる．クライエントの可能性に対してこのような広い視点を持つことで，作業療法士は個人や地域社会における作業的潜在能力を発揮するときに精神（spirit），精神性（spirituality）が重要であることを強調している．カナダの作業療法士はこの専門職における精神性の位置づけについてほぼ20年にわたって討論してきた，そして現在は精神性を人の中心におき，環境によって形づくられ，作業に意味を与えるものとしている（Canadian Association of Occupational Therapists, 1997）．

　もうひとつ生まれた見解は，クライエント中心の実践は公平性と民主性へのコミットメントを反映するというものである．民主的な要素は，クライエントと作業療法士がクライエントのゴールに焦点を合わせて力を共有する際に，専門職の知識に頼るのみならず，クライエントの能力も当てにするということである．言い換えれば，クライエント中心の実践は力を見えるものにし，力関係を変えるのである．専門家の優位性を基礎とする伝統的な階層的力関係は挑戦を受け，協業とパートナーシップへと向かって移行している．これが起こると作業療法士の役割は「可能化」へと移行する．1980年代，治療という言葉は介入に置き換えられ，さらに次には介入が「計画の実施」という言葉に置き換えられた．クライエントはますます，援助と指導（mentoring），コーチなどを通して指導を求めるようになり，自らの人生や組織の中での意志

決定者および問題解決者として関わるようになってきた．「可能化」は，作業療法士が自らの実践とクライエントの経験の文脈に留意することを要求し，個人的相違や文脈的違いを無視する標準的なやり方の適切性に挑戦するよう働きかける．クライエント中心の実践の出現は，次に，作業療法士とクライエントが互いに力を得る関係をつくるための唱導となった．

文献

Australian Association of Occupational Therapists (1994). *Australian competency standards for entry-level occupational therapists.* Sydney: Author.

Banks, S. (1991). The Canadian model of occupational performance: Its relevance to community practice. *Canadian Journal of Occupational Therapy, 58,* 109-111.

Blain, J., & Townsend, E. (1993). Occupational therapy guidelines for client-centred practice: Impact study findings. *Canadian Journal of Occupational Therapy, 60,* 271-285.

Blain, J., Townsend, E., Krefting, L., & Burwash, S. (1992). *Occupational therapy guidelines for client-centred practice: Impact study evaluation and recommendations.* Toronto, ON: CAOT Publications.

Bridle, M. J. (1977). Profile of an occupational therapist: A report on the project to date. *Canadian Journal of Occupational Therapy, 45,* 23-26.

Bridle, M. J. (1981). Profile of an occupational therapist revisited. *Canadian Journal of Occupational Therapy, 48,* 107-113.

Canadian Association of Occupational Therapists (1991). *Occupational therapy guidelines for client-centred practice.* Toronto, ON: CAOT Publications.

Canadian Association of Occupational Therapists (1994). Position statement on everyday occupations and health. *Canadian Journal of Occupational Therapy, 61,* 294-297.

Canadian Association of Occupational Therapists (1996). Profile of occupational therapy practice in Canada. *Canadian Journal of Occupational Therapy, 63,* 79-113.

Canadian Association of Occupational Therapists (1997). *Enabling occupation: An occupational therapy perspective.* Ottawa, ON: CAOT Publications.

Canadian Council for Health Services Accreditation (1995). *Standards for rehabilitation organizations: A client-centred approach.* Ottawa, ON: Author.

Canadian Council on Hospital Accreditation (1977). *Guide to hospital accreditation.* Toronto, ON: Author.

Department of National Health and Welfare and Canadian Association of Occupational Therapists (1983). *Guidelines for the client-centred practice of occupational therapy.* Ottawa, ON: Minister of Supply and Services Canada, Cat. No. H39-33/1983E.

Department of National Health and Welfare and Canadian Association of Occupational Therapists (1986). *Intervention guidelines for the client-centred practice of occupational therapy.* Ottawa, ON: Minister of Supply and Services Canada, Cat. No. H39-100/1986E.

Donabedian, A. (1966). Evaluating the quality of medical care. *Milbank Memorial Fund Quarterly, 44, Suppl.,* 166-206.

Egan, M., & DeLaat, M. D. (1994). Considering spirituality in occupational therapy practice. *Canadian Journal of Occupational Therapy, 61,* 95-101.

Fearing, V. G. (1993). Occupational therapists chart a course through the health record. *Canadian Journal of Occupational Therapy, 60,* 232-240.

Friedland, J., & Renwick, R. M. (1993). The issue is—Psychosocial occupational therapy: Time to cast off the gloom and doom. *American Journal of Occupational Therapy, 47,* 467-471.

Health Canada and Canadian Association of Occupational Therapists. (1993). *Occupational therapy guidelines for client-centred mental health practice.* Ottawa, ON: Minister of Supply and Services.

Hobson, S. (1996). Being client-centred when the client is cognitively impaired. *Canadian Journal of Occupational Therapy, 63,* 133-137.

Human Resources Development Canada (1993). *Support materials on functional analysis approach.* Toronto, ON.
Kirsh, B. (1996). A narrative approach to addressing spirituality in occupational therapy: Exploring personal meaning and purpose. *Canadian Journal of Occupational Therapy, 63,* 55-61.
Law, M. (1991). Muriel Driver memorial lecture: The environment: A focus for occupational therapy. *Canadian Journal of Occupational Therapy, 58,* 171-180.
Law, M. (1995). Client-centred practice: What does it mean and does it make a difference? *Canadian Journal of Occupational Therapy, 62,* 250-257.
Law, M., Baptiste, S., Carswell, A., McColl, M. A., Polatajko, H., & Pollock, N. (1994). *Canadian occupational performance measure,* (2nd ed.). Toronto, ON: CAOT Publications ACE.
Law, M., Baptiste, S., McColl, M. A., Opzoomer, A., Polatajko, H., & Pollock, N. (1990). The Canadian Occupational Performance Measure: An outcome measure for occupational therapy. *Canadian Journal of Occupational Therapy, 57,* 82-87.
Law, M., Cooper, B., Strong, S., Stewart, D., Rigby, P., & Letts, L. (1996). The person-environment-occupation model: A transactive approach to occupational performance. *Canadian Journal of Occupational Therapy, 63,* 9-23.
Letts, L., Law, M., Rigby, P., Cooper, B., Stewart, D., & Strong, S. (1994). Person-environment assessments in occupational therapy. *American Journal of Occupational Therapy, 48,* 608-618.
Management Information Systems Group (1993). *Guidelines for management information systems in Canadian health care facilities: Diagnostic and therapeutic services—Occupational therapy manual.* Ottawa, ON: Author.
McColl, M. A. (1994). Holistic occupational therapy: Historical meaning and contemporary implications. *Canadian Journal of Occupational Therapy, 61,* 72-77.
McColl, M. A., & Pranger, T. (1994). Theory and practice in the occupational therapy guidelines for client-centred practice. *Canadian Journal of Occupational Therapy, 61,* 250-259.
Pollock, N. (1993). Client-centred assessment. *American Journal of Occupational Therapy, 47,* 298-301.
Pollock, N., Baptiste, S., Law, M., McColl, M. A., Opzoomer, A., & Polatajko, H. (1993). Occupational performance measures: A review based on the guidelines for the client-centred practice of occupational therapy. *Canadian Journal of Occupational Therapy, 57,* 77-81.
Reed, K., & Sanderson, S. R. (1980). *Concepts of occupational therapy.* Baltimore: Williams and Wilkins.
Sherr Klein, B. S. (1995). Reflections ... An ally as well as a partner in practice. *Canadian Journal of Occupational Therapy, 62,* 283-285.
Sumsion, T. (1993). Client-centred practice: The true impact. *Canadian Journal of Occupational Therapy, 60,* 6-8.
Townsend, E. A. (1993). Muriel Driver memorial lecture: Occupational therapy's social vision. *Canadian Journal of Occupational Therapy, 60,* 174-184.
Townsend, E. A. (1996). Enabling empowerment: Using simulations versus real occupations. *Canadian Journal of Occupational Therapy, 63,* 114-128.
Townsend, E. A. (1997). *Good intentions overruled: A critique of empowerment in the routine organization of mental health services.* Toronto, ON: University of Toronto Press.
Townsend, E., Banks, S., Multari, L., & Naugle, A. (1991). Preface to the 1991 Edition: Current perspectives on the original guidelines. In Canadian Association of Occupational Therapists. *Occupational therapy guidelines for client-centred practice.* Toronto, ON: CAOT Publications, pp. v-ix.
Townsend, E., Brintnell, S., & Staisey, N. (1990). Developing guidelines for client-centred occupational therapy practice. *Canadian Journal of Occupational Therapy, 57,* 69-76.
Townsend, E., Ryan, B., & Law, M. (1990). Using the World Health Organization's International Classification of Impairments, Disabilities, and Handicaps in Occupational Therapy. *Canadian Journal of Occupational Therapy, 57,* 16-25.
Trent, M. (1919). Story beyond the badge. *The Vocational Bulletin. Department of Soldiers Civil Reestablishment, June,* 2-5.
Urbanowski, R., & Vargo, J. (1994). Spirituality, daily practice, and the Occupational Performance Model. *Canadian Journal of Occupational Therapy, 61,* 88-94.
Watson, D. (1992). Documentation of paediatric assessments using the occupational therapy guidelines for client-centred practice. *Canadian Journal of Occupational Therapy, 59,* 87-94.

第5章　クライエント中心の作業療法プロセス

Virginia G. Fearing, BSc, OT(C), Jo Clark, BSc, OT(C),
Sue Stanton, MA, OT(C)

　作業療法は，その対象であるクライエントが企業（corporation），地域社会，集団，あるいは個人のいずれであろうと，すべてのクライエントの権利と可能性に敬意を払うことを原則とし，またそのことを重んじることを基本としている．これらの原則は，セラピストとクライエント間の配慮の行き届いた相互作用すべてに反映される．よく見えても作業療法は，クライエントが複雑で挑戦的な状況を整理し，そこから意味を見いだすように手助けする単純なプロセスのように見える程度かもしれない．このプロセスは一見単純のようであるが，実際には多次元的で，協業的であり，しかも創造的なものである．それは，クライエントが自らの将来を心に描き，それに向けて自発的に取り組むようになることを可能にする．これは将来に向けての努力が，クライエント個々人にとって意味と価値のあるものでなければならないことを意味する．

　作業療法士はこれまでずっと，クライエントが作業療法プロセスの中心であるという信念を口にしてきた．その信念を日々の実践に適合させるためには，他者，とりわけセラピストがクライエントから認められるようなクライエント中心の行動を示すことが必要である．クライエントとセラピスト双方の行動は，クライエントの反応によって，クライエント中心の相互作用の指標になる．例えば，クライエントに十分な情報を保証すれば，結果としてクライエントが説明を受け意志決定（informed decisions）することが可能になる．しかし，仮にこれらの行動が健康の指標になったとしても，作業療法プロセスが，論理的で，クライエント中心の方法で推移することを保証するわけではない．

　Fearing, Law, Clark（1997）は作業遂行プロセスモデル（Occupational Performance Process Model：OPPM）について述べているが，これは，協業的で，成果指向型プロセス（outcome-oriented process）の7段階を通して，セラピストとクライエントを導くために，クライエント中心の，柔軟で，かつ焦点化された枠組みを提供している（図5-1）．このモデルは，作業遂行上の問題を解決することに焦点を当てているため，状況（setting）やセラピストに左右されず，クライエントのプロセス継続を可能にする．以下に述べるOPPMについての検討に

第5章

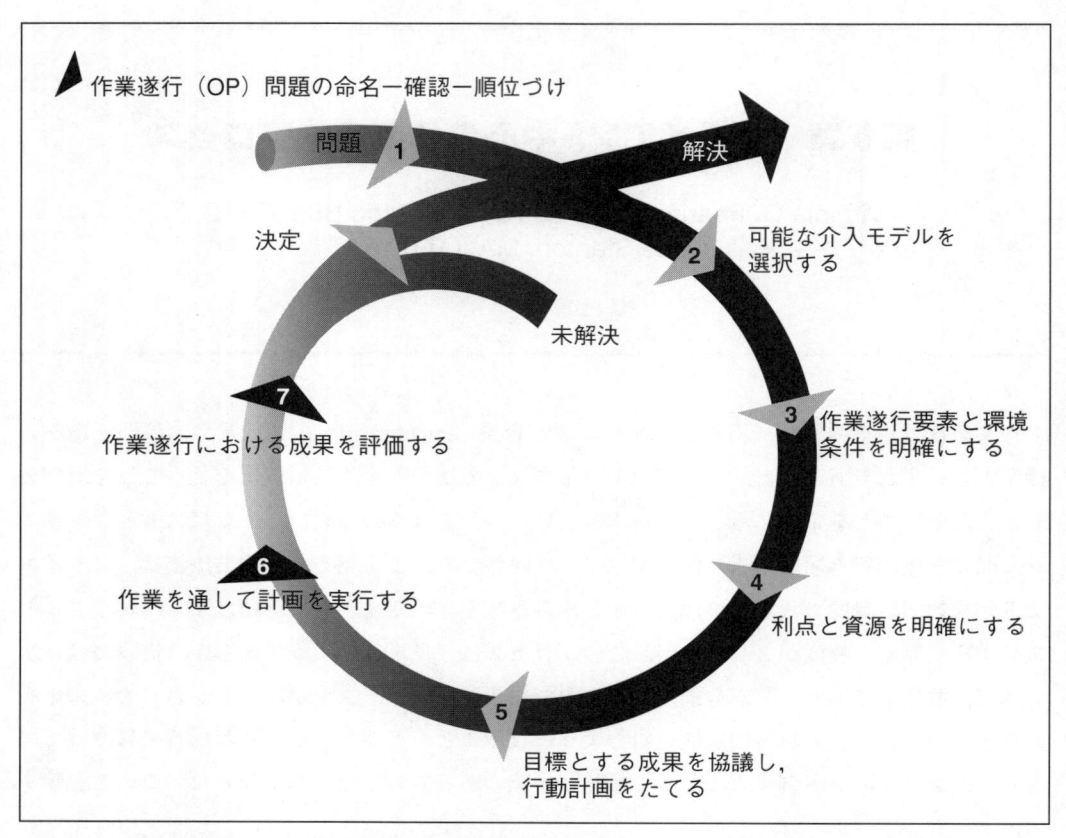

図5-1 作業プロセスモデル（OPPM）．Fearing, V., Law, M., and Clark, J. (1997).
Reprinted with permission of the *Canadian Journal of Occupational Therapy*.

（図中）
- 作業遂行（OP）問題の命名－確認－順位づけ
- 問題　1
- 解決
- 決定
- 2　可能な介入モデルを選択する
- 未解決
- 3　作業遂行要素と環境条件を明確にする
- 4　利点と資源を明確にする
- 5　目標とする成果を協議し，行動計画をたてる
- 6　作業を通して計画を実行する
- 7　作業遂行における成果を評価する

は，クライエント中心の実践の指標と見なされ得るクライエントとセラピストの行動が含まれる．文中では，セラピストの鍵となる行動が強調されている．

作業遂行プロセスモデル

第1段階で，セラピストとクライエントは，作業遂行上の問題に名前をつけ，確認し，優先順位をつける．クライエント中心の姿勢で実践するセラピストは，作業遂行上の問題を解決するために，複数のクライエントが含まれ得ることを知っている．例えば，クライエントになり得る者には，未熟児とその両親，会社の管理職のみならず一般の職員，アルツハイマー患者と介護者，労働者とこれら労働者を職場に復帰させようとする組織が含まれる．作業療法士は，個々のクライエントをそれぞれ，固有の文脈から分離できないものとして捉える（Mattingly,

1991).作業療法プロセスを始めるときには,セラピストは,本来のクライエントだけでなく,浮上した問題の解決に寄与する者やそれによって影響を受ける者もクライエントの仲間として含める.

| クライエントの関係者を含める:Include associated clients |

第1段階は,プロセスのスクリーニング部分である.目的は,クライエントにとって重要な作業遂行上の問題が存在するかどうかを明らかにすることである.作業療法士は,セルフケア,生産性,レジャーの遂行について話すようクライエントに依頼する.

| 作業遂行上の問題について話すようクライエントに依頼する: Ask the client to talk about occupational performance issues |

クライエントの話（narrative）は,問題を明らかにするためだけでなく,クライエント独自の時間的,身体的,環境的,および社会的文脈の中にそれらの問題を位置づけるためにも決定的に重要である.話から得られる情報は,クライエントの問題を明らかにするためのチェックリスト法から得られる情報とは大きく異なっている.

作業療法士は,クライエントの話に注意深く耳を傾け,話の中で明らかにされた問題をクライエントに確認する.

| 注意深く耳を傾ける.確認する:Listen carefully. Reflect back |

セラピストは,問題リストがクライエントが真に関心を抱いていることを反映するものになるよう,問題リストの改訂をクライエントに促す.

| 作業遂行の問題を確認する:Validate occupational performance issues |

いったん作業遂行上の問題が明らかにされ,クライエントがそれらを確認すると,作業療法士は,クライエントにその問題に優先順位をつけるよう依頼する.この標準的な方法として,カナダ作業遂行測定（Canadian Occupational Performance Measure:COPM）(Law, et al., 1994)が使われる.

| クライエントが作業遂行に優先順位をつける: Client sets occupational performance priorities |

もしも作業遂行上の問題が現実に存在せず,また存在の可能性もなければ,作業療法士はクライエントに対して作業遂行上明確な問題は存在しないので,作業療法がクライエントに不要であることを説明する.セラピストは,クライエントを他の必要なサービスにつなげるよう唱

道する.

> 唱道する：Advocate

しかし，クライエントにとって重要な作業遂行上の問題が存在し，クライエントがその問題に取り組む準備ができているときには，セラピストは，問題の原因を明らかにするためのアセスメント開始の許可をクライエントに求める.

第2段階で，セラピストは有効な介入モデルを選択する．作業遂行上の問題に影響を及ぼす環境要素と要因についての情報を収集するために，McColl, Law, Stewart（1993）は，適切なアセスメントと介入法の選択にあたって，セラピストを手助けできる理論の分類法を開発した．研究に基づいたアプローチで最新性を保つことにより，セラピストは全プロセスの意味づけを導くための適切なアプローチを創造的に用いることが可能になる．

> 適切な理論的アプローチを用いる：Use appropriate theoretical approaches

例えば，セラピストは，あるクライエントによって明らかにされた問題の評価にあたって，クライエントの作業遂行問題とその問題に影響を及ぼしている要素および環境いかんによって，感情－精神分析領域からの悲嘆と喪失に関する理論を使うかもしれないし，社会適応領域からの役割変化の理論，また，身体的リハビリテーション領域の生体力学的アプローチを用いるかもしれない．複数のアプローチを用いることは一般的なことである．1つの理論的アプローチしか使えないというように専門化してきたセラピストは，クライエントの選択の自由をセラピストの能力によって制限しないよう，極めて慎重にならなければならない．

> アプローチと新しい研究を批判的にレビューする：
> Critically review approaches and new research

唱道（advocacy）という考え方を保ちつつ，作業療法士はクライエントの問題に取り組むため，指導や援助を受ける彼らのニーズを明確に理解して，そのニーズに基づいて行動する．例えば，セラピストがなじみのない理論的アプローチを使う能力を伸ばそうとするときには，他者からのフィードバックを求める．他機関もしくは他のセラピストに照会することは，担当セラピストがクライエントの問題を扱うための知識や技能を持っているかどうかを確認するために必要なことかもしれない．セラピストは，いったん理論的アプローチを確認すると，さらに情報を集めるために適切な評価方法を選択し，介入計画立案時にこれらの理論を再考する．

第3段階は，第2段階で明確にされた理論的アプローチに導かれて，セラピストとクライエントは，第1段階で確認した問題に影響を与える作業遂行要素と環境要因を明らかにする．第

クライエント中心の作業療法プロセス

　1段階で既に確認された作業遂行上の問題，例えば一人で外出することができないといった問題は，アセスメントを通じて次のような要素が明確になる．例えば，「道に迷う」というような．また別の人が，一人で外出することができないという同じ作業遂行上の問題があるとしても，その問題を引き起こしている要素と環境要因は全く異なるかもしれない．例えば，家から外への階段が滑りやすく安全でない，というように．セラピストは憶測で決めず，関わっているクライエントに確かめて正しい情報を得るようにする．

事実に焦点を当てる．判断と憶測を避ける：Focus on facts. Avoid judgments and assumptions

　第4段階では，セラピストとクライエントが利点と資源を明確にする．クライエントの利点に加えて，介護者，地域社会，セラピスト，および環境的資源が，明確にされた問題を成功裡に解決するために重要である．作業療法士はクライエントを，彼ら自身の状況と彼ら自身の日常的な問題解決法に関するエキスパートであると考える（Canadian Association of Occupational Therapists, 1996）．このようなユニークな戦略と資源を用いることによって，計画をクライエントの日常経験に適したものとする．

　作業療法プロセスにおける重要な点のひとつは，クライエント自身が問題解決技能を向上させることである．

クライエントをエキスパートとして評価する：Value the client as an expert

　クライエント－セラピストのパートナーシップはひとつの重要な資源である．作業療法士は，クライエントのニーズを満たすためのクライエント－セラピストのパートナーシップにおける，協業可能な範囲を考える．例えば，仮にセラピストとクライエントのリスクを負うスタイルが異なる場合でも，セラピストの仕事は，クライエントのリスクを負う行動が個人的スタイルの問題なのか，または十分な判断力が欠けていることが問題なのかを見極めることである．

意見やスタイルの相違を尊重する：Respect differences in opinion or style

　クライエント中心のプロセスにおけるセラピストは，ファシリテーター（facilitator）としての役割に徹して，セラピストが個人的に資源を持っていようといまいと，価値をおこうとおくまいと，利用できる資源をすべて活用する．セラピストとクライエントが効果的に協業できない場合，もしくはクライエントがそのセラピストと気持ちよく作業できないと感じる場合には，別のセラピストがそのクライエントを担当するようにする．そのような最適のクライエント－セラピストのパートナーシップを促進するようマッチ（適合）させることは，専門職ではよく行われる．作業療法士は，集めた情報を熟考し，問題に取り組むにあたってクライエントの価

値観と普段行っている方法を考慮に入れる.

| 利点と資源を利用する：Use strengths and resources |

　逆説的にいうと，クライエント中心の姿勢で実践するセラピストは，自分自身に権限を与えることになる．クライエント中心のプロセスに焦点を当てる一方で，セラピストはクライエントの進歩に立ちはだかる壁を無視できず，セラピストー唱道者（therapist-advocate）となり，自分が新たな資源となる．

　第5段階では，セラピストとクライエントは目標とする成果について話し合い，行動計画（action plan）をつくる．目標とする成果は合意されたものであり，未来の決められた時間までに達成される測定可能なものである．

| クライエントの可能な未来をイメージする：Imagine a possible client future |

　セラピストとクライエントは，先を見通し，クライエントの可能な将来像を心に描き，第1段階で確認した作業遂行上の問題に関して目標とする成果を確かめる．この問題の解決のために，クライエントとセラピストは行動を起こし，それらの問題に影響を与えている要素や環境条件に取り組む．作業療法士は，クライエントが説明を受けた上で意志決定をするのに必要な情報が得られるよう保証する．

| 情報を分かち合う：Share information |

　このプロセスでは，作業療法士は秘密を持たないようにするが，これによって，セラピストとこのプロセスに対するクライエントの信頼感が高まる．このプロセスでクライエントが活発な行為者（players）になるのに伴い，クライエントは自分の健康に対して自然により多くの責任を持つようになる．彼らは，自分のために自由に意見を言うようになり，リラックスし笑い，提案するようになる．

　時にはセラピストは，クライエントの抱く将来像を避けようとしたり，思いとどまらせることがあるかもしれない．サービス契約や利用できる資源，あるいはセラピストとクライエントの視点のズレによって，クライエントの望みが達成できないと判断したような場合である．作業遂行プロセスを通じてクライエントとセラピスト双方は，持てる長所と限界についてより深い洞察を得，当初の方針をそのまま維持することもあれば，別の方向にエネルギーの再焦点化を図ることもある．クライエントへの信頼は，クライエントが自分自身を信じ得るものとする度合いに強力なメッセージを与える．仮にそれが無条件の信頼（faith）を要求するにしても壁をつくらず，将来に向かう橋を架けることは，作業療法士の仕事の焦点である．

　いったん，目標とする成果について合意し，当初の行動計画を作成したら，どのような契約

であっても，関係者個々人の責任を明確にすることが重要である．

> 行動計画と責任を明らかにする： Clarify action plan and responsibilities

　作業療法士は，プロセスに関係するすべての人がとるべき行動を明らかにするよう促す．このプロセスにおけるパートナーは，簡単なセレモニー（儀式）を通して，共に笑い，気持ちを分かち合い，恐れと不安を軽減し，成果と人生を祝うための同意をし，その中に行動計画を組み込む．

　第6段階では，第5段階で立案した計画を作業を通して実行する．

　クライエントとセラピスト双方が目標とする成果をはっきり知っているため，成果達成のために用いる方法について柔軟な姿勢をとることができる．

> 目標に到達するための方法の選択は柔軟に：
> Be flexible in choosing methods to reach targets

　作業療法士は，クライエントが問題解決過程においてますます活発になるよう指導する．行動計画と自分の問題との関係を理解しているクライエントは，その計画に従う傾向があり，また，同様に効果的な活動に変更することもある．

> クライエントを指導する： Coach clients

　食品雑貨類の片づけは身体的目的の達成だけでなく，台所仕事をしなければならないクライエントにとっては作業的な意味を持つ．手の協調性を改善するためのスタッキングコーン（円錐の積み上げ）は，身体的目的は達成するかもしれないが，クライエントにとって作業的な意味はない．クライエントは，望ましい成果に向かうステップとして，段階づけられた活動を認識する必要がある．クライエント中心の作業療法プロセスにおいて，クライエントは，自分が望んだ目標を達成するプロセスで満足感を経験する．次の挑戦的課題に突き進む前に称賛する（祝う）ことは，エネルギーを高めるひとつの方法である．

　第7段階において，セラピストとクライエントは，作業遂行の成果を評価する．この全プロセスを通して，目標とする成果と現在の遂行との比較を同時に進める．このプロセスのどの段階でも，セラピストとクライエントはプロセスの開始時に戻り，方向の焦点を合わせ直すことがある．第7段階では，クライエントはプロセスの始まり，即ち，クライエントが当初重要なものとして確認した作業遂行上の問題へと，円を描いて戻る．時には目標とする成果が完全に達成されることもあるし，一連の問題の解決が，取り組むべき新たな問題を創出することもある．それらの新しい問題は，オリジナルな問題と同様に，7段階のプロセスを通して扱われる．また別の場合には，目標とする成果の一部のみが達成されたり，あるいは成果の一部が当初と

第5章

は異なる形で達成されることもある．

成果を文書化する：Document outcomes

　パートナーシップによって達成が期待される成果を設定し，進歩の記録を証拠として文書に残すことにより，仮にセラピストが交替した場合でも，クライエントが合意したことに沿ってプロセスを継続することが容易になる．

　時には，目標とする成果が全く達成されないこともあるが，このような場合や，結果が当惑させられるようなものであったときには，作業療法士とクライエントは7段階のプロセスを見直し，どこで道を踏み外したかを確認する．

プロセスを見直し，必要な変更をする：Review process and make necessary changes

　目標とする成果と実際の結果を比較することによって集められたデータは，クライエントにとって非常に価値の高いものになり得るし，セラピストの日々の実践にも貴重な情報を提供する．どの問題が効果的に取り扱われ，どの問題がうまくいかなかったかを知ることは重要である．未解決の問題に対して，別のどのような介入がよりよい成果をもたらすことになるのだろうか？　作業療法士は，評価によって集めた結果に対応して，根拠のある方法へと実践を改訂する．

症例

　以下に挙げる4つの症例は，「作業療法を必要としないクライエント」，「1つの問題についてプロセスを終え次の問題にプロセスを適用しようとしている在宅クライエント」，「プロセスを終了した精神科の問題を持つクライエント」（表5-5），および，「プロセスを終了した産業場面のクライエント」の作業遂行プロセスを示すものである．なおこれらの症例紹介は，プロセスおよびクライエント中心の行動に焦点を当てるために簡略化されている．

症例1

第1段階：作業遂行の問題に名前をつけ，確認し，優先順位をつける．

　初期インタビューにおいてセラピストは，クライエントが慢性的に痛みのある自分の人生をどのように見ているかをありのままに描写できるカナダ作業遂行測定（COPM）（Law, Baptiste, Carswell-Opzoomer, McColl, Polatajko, & Pollock, 1994）を評価法として用いた．Lisaは，痛みの薬物治療を受け，いくつかの痛み管理とリラクセーションテクニックを学んだペインクリニックで，以前，徹底した多数の評価を受けたことがあると述べた．彼女はこれらのすべて

が役に立ったことは分かっているが，痛みはまだ残っていた．セラピストは，Lisa が以前行っていたことと，できないと思っていること，そして，痛みが彼女のライフスタイルの中でどのような現れ方をするかについて質問した．
Lisa は次のように答えた．

「そうね……二年ほど前，私はこの痛みに人生の邪魔はさせないと決意しました．私がペインクリニックに行ったとき，そこでは，活動への対処法をたくさん教えてくれました．例えば，私が活動しすぎないようなスケジュールを立てて自分のペースをつくることや，痛みを軽くするためのポジショニングとリラクセーションテクニックなどです．ですが，私は，それらが物事を行う私の能力を妨げることは言いませんでした．実際に，パートタイムで働きながら，10 代間近の子供を二人持つということは，活動的にならざるを得ないことを意味します．痛みが起こったときに前よりもっとイライラするようになっただけです．ですから，私は家族と前よりもっと衝突するようになるか，それを避けるために多くのエネルギーを費やすようになるしかないのです．」

セラピストは，Lisa の悩みを「今，あなたは，自分の主な問題が，痛みを我慢することと痛みが家族関係に影響していることだと言っているのですね」と言い換えた．もし Lisa が，これが自分の問題を正確に反映していると同意すれば，それから確認がなされ，プロセスが継続される．もし彼女が正確に反映していないと言えば，そのあと問題が Lisa の悩みを正確に反映するまで言い換えなければならない．

セラピストは，Lisa がそれらのテクニックを続けて使うことが彼女にとっては良いように思うとコメントした．なぜならば，提示されている問題のひとつは，既に Lisa が述べたように痛みの耐性であり，顕著な問題は家族との間にときたま起きる衝突で，これらは作業遂行の問題というよりは家族の構成要素のひとつだからである．作業療法士は，Lisa のニーズを最も満たすであろう専門職は何かを考え，Lisa の考えを重んじた推薦状を彼女と共に作成した．

この症例は，作業遂行上の問題に名前をつけ，確認し，優先順位をつけることによって，セラピストとクライエントが，クライエントにとって重要な作業遂行の問題に焦点を当て続けることを示している．構成要素が作業遂行の問題に何ら関係を持たない場合には，クライエントとセラピストは他の資源を考え，必要に応じて依頼する．このように一部のクライエントについては，作業遂行プロセスは第 1 段階後に終了する．観察されたクライエント中心の行動は，クライエントの叙述，反映，確認，そして唱道である．

症例 2

第 1 段階：作業遂行上の問題に名前をつけ，確認し，優先順位をつける

初回インタビュー時，作業療法士は Tilly 夫妻に自宅で会った．Tilly 夫人は夫の状態につい

第5章

てのフラストレーションから話し始めた．

「分かってください．いま目の前にいる人は，1年前退職を楽しみに待っていた人と同じ人とは思えません．彼はかつてとても活動的な人でしたが，いまはもう諦めてしまったかのようです．彼はまだ64歳ですし，私はまだ60歳です！ 主人は2度の脳卒中を起こしました．最初は8カ月前で，そして2度目は4カ月前でした．今，私たちの生活は，彼の左片麻痺のせいで変わってしまいました．とても大変です．私は，いまだにカフェテリアでパートタイムで働いていて，息子たちは助けてはくれますが，それは非常に大変なことですし，彼らにも自分たちの家庭があります．主人の退院前，息子たちはホームヘルパーを手配してくれました．私が働いているとき（週3回）彼女に来てもらい，また私たちの悩みであった主人の入浴を手伝ってもらっています．残念なのは，主人が座り込んで，テレビを一日中見ていることです．私たちは，主人ができるだけ自分でするように励ましましたが，これが彼の精神（spirit）を本当に冒してしまいました．彼は，私たちがすることすべてに対して怒りっぽくなり，批判的になりました．彼は，以前は決してそのようなことはありませんでした．」

セラピストは，Tilly夫妻に，脳卒中が彼らのライフスタイルにどのように影響したのか，またどのように変えたのか，話を続けるよう促した．Tilly氏は，自分が最初の発症のちょうど一年前に退職したこと（彼は電気技師として働いていた）を報告した．現在彼は，左片麻痺のために自分は無用のものであり，家族の「重荷」であると感じていた．

「私は，本当にアウトドアを楽しんでいました．私は，以前から釣りをかなりやっていて，退職後にもっとそれができるようになることをとても楽しみにしていました．いま私は，湖まで車を運転をすることもできませんし，仮にそこへ行けたとしても釣り竿を握ることさえできません．妻は二度ほどそこへ私を連れて行ってくれましたが，彼女は退屈し，私は彼女の重荷であるかのように感じました．これは私にとって不当なことですが，私の妻にとってはもっと不当なことでした．私は腹が立ち，もっと悪いことに彼女に八つ当たりします．私たちは，彼女が退職したら旅行する計画を立てていましたが，いま，私はそのことでも悩んでいます．私は，彼女を束縛したくないのです．彼女は，もう既に多くの余分な仕事をしていて，いろいろなことをするために私を車に乗せて連れていってほしいと頼むことはできません．」

Tilly氏は，続けて「長期間の閉じこもりによる情動不安」（cabin fever）である自分自身について述べた．

「私は，シニアセンターに行ってみようとしました．センターに行くとき，改良型バスが迎えに来て，私は陶芸と絵画のクラスに入れられました．私は，手のコントロールが不十分なので，絵の具のチューブのふたさえ取れないことがしばしばあり，行くのをやめてし

まいました.」

　Tilly 氏は,自分が杖と下垂足用スプリントを使って,ある程度は家の周りを歩くことができると述べた.しかし,続けて,平坦でない道や野外を歩くのは難しいと述べた.彼は,認知障害と運動障害のために車をもう運転することはできない.これは,彼の余暇活動に劇的な影響を及ぼした.これはまた銀行取引（banking）と買い物にも影響を与え,いまは妻と息子に任せている.彼は日中,自分のために軽食を準備できるが,食物を切るといった両手を必要とする活動については困難が続いている.彼は,ゆっくりではあるが自分で洋服を着ることと身だしなみを整えることはでき,ホームヘルパーの援助を受けて入浴している.

　Tilly 氏はまた,自宅内外の維持保全といった作業に対する喪失感を表した.彼は,いまはもはや成し遂げることのできない退職後プロジェクトをいくつか持っていた.Tilly 夫人は,息子たちがこの領域に多くのサポートを提供してくれていると述べた.彼らは,週末と自由時間をこれらのプロジェクトと,芝生と庭を維持するために費やしていた.「彼らが私を助けてくれていることには感謝しています」Tilly 氏は続けた.「しかし,私は自責の念に駆られているのです.彼らには自分の人生があり家族がいます.彼らはこれを永久に続けるわけにはいきません.」

　カナダ作業遂行測定の用紙（Law, Baptiste, Carswell-Opzoomer, McColl, Polatajko, & Pollock, 1994）の,セルフケア,生産性,レジャーという関連領域に上記の情報を記録する前に,セラピストは,質の高い余暇活動（釣り,旅行）の欠如,更衣動作と整容動作が遅い,入浴が自立してできない,運転ができない,運転ができない結果として銀行取引や買い物役割と余暇の習慣に変化が生じている,食物を切るのが困難,そして家・芝生・庭の管理をすることができない（現在は,息子が行っている）という,Tilly 夫妻の関心事を言い直すことで彼らの問題を明確にした.Tilly 夫妻はこれが正確であると確認したので,次にこれらの関心事に優先順位をつけるよう求められた.

　Tilly 夫妻が最も重要であると挙げた3つの作業遂行上の問題は,地域での移動の制限,刺激的な余暇作業の欠如,芝生と庭を管理できないことであった（表5-1参照）.Tilly 夫妻はま

表 5-1
症例2：クライエントは作業遂行（OP）上の問題を確認した

第1段階：クライエントが確認したOP問題	遂行度	満足度
＃1　地域での移動に制限がある	1	1
＃2　刺激的な余暇作業の欠如	1	2
＃3　芝生と庭を管理できない	1	1

ず，自分たちのライフスタイルにおいて最も意味を持つこれらの問題に取り組むことを望んだ．

COPM を用いて，クライエントは確認した作業遂行上の問題それぞれについて，1（全くできない）から 10（完全にできる）までの遂行度スケール，および，1（全く満足していない）から 10（満足している）までの満足度スケールで評点をつける．

第 2 段階：可能性のある介入モデルを選択する

セラピストは，評価法を選択するにあたってどのようなアプローチを取り入れるか考え，次のような理論的カテゴリーを選択する．身体的リハビリテーションを理解し指向するための神経－統合的理論と身体的リハビリテーション理論，疾病体験への適応を理解し指向するための心理社会的理論，適応を理解するための環境的理論である．

第 3 段階：作業遂行要素と環境的条件を明確にする

さらに進んだ評価（多くのアセスメントを用いる）によって作業遂行の問題に影響を及ぼしている遂行要素と環境条件を明確にする（表 5-2 参照）．作業遂行上の問題がそうであったように，それらが正しいことを確認するために，これらはクライエントによる保証を受ける．表 5-2 には，作業遂行の問題とそれらに影響を及ぼしている要素と環境の両者が含まれる．

表 5-2
症例 2：クライエントは作業遂行（OP）の問題と要素を確認した

第 1 段階：クライエントが確認した OP 問題，第 3 段階：要素

#1 地域での移動が制限されていることに関係するのは：
運転できないこと，平坦でない道ではバランスと歩行が不安定なこと，資源の認識不足，Tilly 氏が家族と友達に頼ることをためらうこと．

#2 刺激的な余暇作業の欠如と関係するのは：
自分で運転ができない，もしくは遠隔地（釣り）であるためバスが利用できないこと，左手で釣り竿を固定することができないこと，片手で釣り針の準備と釣り竿の組み立てができないこと．

#3 芝生と庭の管理が困難なことと関係するのは：
階段を下りることができないこと，平坦でない道ではバランスと歩行が不安定なこと，30 分で全身的な疲労を感じること，エネルギー保存と仕事簡略化のテクニックの認識が不足していること．

クライエント中心の作業療法プロセス

第4段階：利点と資源を明確にする
- Tilly夫妻は多くの内的な利点と資源を持っているが，そのいくつかはまだ活用されていなかった．
- Tilly夫人は熱心で支持的である．子供たちは，運転，家の修繕，および家庭管理を援助しており，Tilly夫人がもし自分の姉妹や家族を訪問するために家を空けるとしたらTilly氏と一緒にいてくれるであろう．
- Tilly夫妻には多くの友達がいる．Tilly氏は近くに住む孫と強い絆で結ばれている．
- Tilly夫人はかなり積極的で，エネルギッシュな人物であり，Tilly氏ができるだけ自分でするように促し，頻繁に家族と彼を余暇活動に連れ出している．
- 現在，彼らは，家事サービスに非常に満足している．
- 彼らは財政的に安定しており，経済的な不安はない．
- Tilly夫人は身体的能力があり健康で，Tilly氏が現在できなくなっている役割のいくつかをこなしている．
- セラピストは，作業分析，技能発達の可能性，および，人，作業，または環境に関する適応といった領域における専門的技術で寄与できる．

第5段階：目標とする成果を協議し，行動計画を発展させる

　第1段階と第3段階で集めたデータを用い，第4段階で確認された資源を念頭において，Tilly夫妻とセラピストは，治療目標とその目標に到達するための筋道を計画する．彼らは働きかけようとしている目標とする成果と，目標とする期限に同意し，その成果を達成するための個々人の役割を確認する．

　表5-3では，例として，問題のひとつである刺激的な余暇活動の欠如を取り上げた．

第6段階：作業を通して計画を実行する

　第5段階での行動計画に基づいて，Tilly夫妻とセラピストは，釣りに関連するTilly氏の目標に向けて様々な作業に取り組む．セラピストは，Tilly夫妻にとって意味と目的のある作業を考慮する．これは，彼らの問題解決プロセスの理解に寄与し，彼らが責任を引き受けやすくする．例えば，作業療法士と一緒に川の土手を見たあと，最もよさそうなルートを選べば（環境的理論に基づいて），Tilly氏は立位バランスの改善と介助者一人のサポート受けながら4フィートの坂道を歩いて降りる（神経−統合的，および身体的リハビリテーション理論）ことの必要性を理解する．このように，希望する作業の文脈内でバランスと耐久力の練習を毎日行うことが，重要な意味と動機付けを与えることになる．この実行段階を通して，セラピストとTilly夫妻は情報を集め，人，作業，または環境（Law, Cooper, Strong, Stewart, Rigby, & Letts,

表 5-3
症例 2：クライエントの問題，要素，目標とする成果，および行動計画

第1段階：クライエントは OP 問題を確認し，そして第3段階：要素（を明確にした）	第5段階：クライエントが目標とする成果	第5段階：行動計画
＃2　刺激的な余暇活動の欠如と関連するのは：（魚釣り）離れた場所なので自分で車を運転できない，もしくはバスに乗れない．左手で釣り竿を固定できない．片手で釣り針と釣り道具の準備ができない．	2カ月以内に，仲間とともに地元の湖に行って3－4時間の釣りを楽しむことができる．	Tilly 夫妻：以前の釣り仲間，釣りクラブ/協会に連絡を取り，送迎と社会的サポートを提供してくれる仲間を探す． Tilly 氏：釣りに関心を持っている10代の孫に話し，前もっていくつも釣り針を準備して，毛針を縛ることを教える．また，孫を釣り旅行に誘う． Tilly 氏とセラピスト：釣りをする場所に行って，物理的環境（アクセスの問題）を評価し，平地ではない地面の上でのバランス向上に取り組む．釣り道具の店に行って，片手で使えるように改良できる釣り竿を探す．エネルギー保存と仕事の簡略化テクニックを探索して，学ぶ．

1996）における変化について進歩をモニターし，協業し，そして目的にたどり着くために必要な道筋を改変・変更する準備をする．時には予期せぬ障壁や妨害が生じるかもしれない．例えば，計画途中で市役所が Tilly 氏が湖に行くためのルートを遮断する決定をしたとき，Tilly 氏とセラピストは，自分たちがアクセス権の擁護者になったように感じた．

第7段階：作業遂行における成果を評価する

　　Tilly 氏は，いまや自分のあげた作業遂行問題3つのうち（表5-4）のひとつを，自分（と

クライエント中心の作業療法プロセス

表 5-4
症例 2：クライエントの問題，要素，目標とする成果，および（達成された）成果

第 1 段階：クライエントは OP 問題を確認し，第 3 段階：要素を明確にした	第 5 段階：クライエントが目標とする成果	第 7 段階：作業遂行の成果を評価する
#2　刺激的な余暇活動の欠如と関連するのは：離れた場所なので自分で車を運転できない，もしくはバスに乗れない．左手で釣り竿を固定できない．片手でフックと釣り道具の準備ができない．	2ヶ月以内に，同僚とともに地元の湖に行って3－4時間の釣りを楽しむことができる．	釣り道具を改良し，友達と孫の援助と手助けを得て，地元釣りクラブとの連携で送迎サービスを利用してTilly氏は計画立案後3週以内に毎週3時間の釣り旅行に参加できるようになった．COPMを用いた再評価では，次のような変化が見られた：OP問題＃2：刺激的な余暇作業の欠如．COPM遂行点は1から7へ（60％改善）また，満足点は2から9へ（70％改善）

Tilly夫人）が満足できるように解決したため，彼らは残りの問題を扱うために同じ7段階の問題解決プロセスを実行することができる．Tilly夫妻はこれまでの結果に興奮し，主な作業遂行問題を続けて解決していきたいと思っている．セラピストは，彼らにとって重要な問題を解決する能力を高めるように指導するための計画を立てる．

　この症例は，クライエントの独特な状況に応じた問題解決の例を描いている．また，クライエントを信頼することが持つ力も示している．開始時から，Tilly夫人とセラピストは，Tilly氏が以前釣りをしていた湖に行くという彼の目標を積極的にサポートした．単に個人的ニーズに対応するためだけではなく，クライエントの成果の妨げとなる壁をなくし橋を架けるためにも，創造的な方法を考え出さなければならない．

第5章

症例3

　クライエント中心の作業療法実践における7段階プロセスは，様々な年齢集団，治療場面および機能の顕著な障壁や妨害に対して等しく有効である．表5-5は，作業遂行を妨げる精神保健面の問題と心理社会状態を経験しているクライエントに対して，同様の7段階プロセスを適用した例である．

症例4

第1段階：作業遂行の問題に名前をつけ，確認し，優先順位をつける

　作業療法士は，大きな食品流通会社の副社長であるBob Shelley氏，および発送部門と受注部門の長であるTed Clifton氏とAndy Thompson氏に会った．会議開始時Bobは，「なぜ，発送と受注を担当する倉庫スタッフの事故率が，6カ月前から増加しているかを調べるため」に作業療法士を依頼したことを説明した．さらに彼は，「会社は，事故がビジネスに及ぼす影響だけでなく，傷害を受けた従業員と他の従業員の仕事量と仕事の遂行についても心配している」と述べた．TedとAndyも同意した．Tedはスタッフについての心配を次のように述べた．

　「二人の作業員がここで怪我をして，病気休暇を2カ月間とりました．そのあと，他の従業員は以前より頻繁に病気にかかるようになりました．従業員がどんどん病気にかかって数日からそれ以上休み，働いている従業員へのプレッシャーが強くなっているように見えます．」

　Andyはそれがその部に与える影響について述べた．

　「私たちは注文に応じるのが遅れていることに気づいていますし，顧客から，注文ミスや不良品の報告が増えています．私たちは，この状況がスタッフにとってストレスになっていることと，ビジネスにも良くないことを気にしています．私は，怪我を減らすかなくすことが，この状況を正すであろうと考えています．」

　作業療法士は，「つまり，あなた方が第一に心配しているのは，発送部門と受注部門で働いてる従業員が怪我をする可能性ですか？」と確かめた．

　「それだけではありません」とBobは言い，「私たちはなぜ怪我が起こるのか明らかにして，怪我をした従業員が復帰したとき，二度と怪我をしないようにしたいのです」と答えた．

　作業療法士は，Bob，Ted，Andyの話から，ひとつの作業遂行問題を認識した．それは，発送部門と受注部門の従業員に，新しい傷害が起こる可能性と/または傷害が繰り返し起こるということである．セラピストはBob，Ted，Andyに，これが彼らの関心事を正確に反映しているかどうかを尋ねた．彼らは，この確認された作業遂行問題に同意した．問題は1つだけで

症例 3：Elisabeth さんは 56 歳の独身女性で，都心に一人で住んでいる．彼女は急性期精神病院に長期的二極性疾患（a long standing bipolar illness）による鬱症状が原因で入院した．

表 5-5

第1段階：クライエントと OP 問題を確認した	第2段階：可能性のある介入モデル	第3段階：要素と条件	第4段階：クライエントは利点と資源を確認した	第5段階：クライエントが目標とする成果	第6段階：作業を通して計画を実行する	第7段階：成果を評価する
1)「私はもうろう生きていく自信がなくなりました．私はとても病状が悪化し，食べられず，寝ていないのにベッドから出られませんでした」 遂行度 1/10（COPM） 満足度 1/10（COPM） 2)「私はすべてのことから自分自身を遮断してきました．昔は友達に会ったり，ガーデニングもやっていましたが，今の私には何もないように感じます」 遂行度 2/10 満足度 1/10	●社会学習的 ●行動的 ●認知－行動的 ●環境的	●身体的なスタミナと忍耐力の低下 ●手の振戦（薬の副作用）を管理するテクニックの欠如 ●打ちのめされており，無力感がある ●人に迷惑をかけていると思い，友達が自分に失望し，怒っていると考えている ●社会的状況に不安を感じる ●専門的サポートや資源だけでなく友達や社会的関係での交流を過去6ヵ月間止めている	●「以前には，強力なサポート・ネットワークを持っていました」 ●「よく旅行をして，その経験を人と分かち合うのが好きです」 ●「たくさんボランティア活動をしたことがあり，人を助けることは，自分にとって良い感じを持っていました」	●家へ帰り，自立した生活を送ること ●友人や社会的サポートに対して連絡を取ること ●地域で行える最低2つのレジャーを探すこと ●発展させ，個人的ネットワークを広げられるようにする	●家庭訪問して現在のセルフケアのペースとセルフケアリングを確立し，問題解決と技能の増進および適応プロセスを開始する ●認知再構築技術を用いて，バランスのとれていない自己認知に挑戦する ●リラクゼーションテクニックを利用し，2つの新しい余暇社会活動に参加すること ●余暇の興味とニーズの一覧を作る ●地域社会の資源を探し，退院前に最低2つの資源との連携を図る	OP 問題 #1：食事の準備とセルフケアに関して自立して生活する能力 遂行度：7/10（60％の改善） 満足度：8/10（70％の改善） OP 問題 #2：友人と再び連絡をとり，2つの新しい余暇を楽しむ 遂行度：8/10（60％の改善） 満足度：10/10（90％の改善）

あったので，これが最優先事項となった．

　作業療法士は彼らの仕事を理解して作業療法サービスが会社に有益かどうか判断ができるようにするため，Ted と Andy に倉庫スタッフの日常的な課題と活動を手短に説明するよう求めた．Ted は答えた．

　「従業員は，必要に応じていくつかの異なる仕事をします．注文伝票をとって，パレット（訳注：輸送しやすいように貨物や商品を載せておく台）に荷物を積み，それに覆いを被せ，フォークリフト・トラックを使ってパレットを倉庫周辺で動かしたりします．そして，注文品が発送されるときにはドアを引っ張り上げたり引っ張り下ろしたりします．持ち上げ作業が多いのです．」

　Andy は付け加えて，「私の部門でも似たことをしていますが，注文品を出荷する作業の代わりに，受け取った品物を扱っています」と言った．

　セラピストは，多くの個人的要因（作業遂行要素）と環境的要因が作業遂行の問題に影響を及ぼしている可能性があると判断し，会社が作業療法サービスを通して利益を得るであろうと判定した．彼女は，作業療法士が以下の一連のサービスを行うという内容の契約を，作業療法士と会社が結ぶように話し合いを進めた．

- 発送および受注部門にいる現在のスタッフと休暇中のスタッフにインタビューをすること，および，仕事に伴う課題と活動を実施している倉庫スタッフを観察することによって，労働災害に影響している因子を明らかにすること．
- 従業員が傷害にあう可能性を減らすために必要な変更点について勧告する．
- 調査結果および勧告については書面による完全な報告書を提出する．
- 管理者およびスタッフ代表者に対し，勧告を口頭で提示する．

　Bob は，「この最初の段階が終了したら，明確化された問題を扱うために，さらに追加契約するための協議をしたいと思います」とコメントした．

第2段階：可能性のある介入モデルを選択する

セラピストは，評価の選択を導くための理論的アプローチの可能性を考え，Law, McColl, Stewart（1993）による身体的，リハビリテーション的，および環境カテゴリーからアプローチを選択する．生体力学的アプローチ（身体的リハビリテーション領域）は，仕事からの要求（work demands），物理的環境，従業員の身体的能力が，作業遂行を制限する傷害にどのように影響するか，情報を集め，理解するのに役立つ．同様に，環境モデル領域の，組織発達アプローチ（organizationl development approaches）の利用は，どのような情報を集めるべきかを決定する助けになる．これらのアプローチは調査結果を解釈する手引きにもなる．特に，作業環境の構成が，どのように作業遂行の妨げとなる傷害を引き起こすような条件をつくりだして

いるかについて考える際に役に立つ．まとめればこれらは，次の問いに対する答えの助けになる．それは，どのような要因（個人的または環境的）が従業員の傷害に影響を与えているか，という問いである．

第3段階：作業遂行要素と環境的条件を明確にする

　セラピストは，契約書に記された必要な情報を集めるために様々な評価方法を用いる．客観的観察や仕事に要求されること，仕事過程の記録を，直接観察やビデオ撮影を通じて行うこと，また，リスク因子チェックリスト，過去の傷害記録レビュー，そして作業スケジュールのレビューなどは，職場の危険度を分析するために用いられるアセスメントの例である．調査結果の分析は，作業遂行要素と環境条件が次のような作業遂行上の問題に影響を与えていることを示唆した．

- 従業員の身体能力（physical fitness）が仕事に必要とされる能力より低い．
- 傷害のリスクを軽減し得る持ち上げテクニックに関する知識がない．
- 速い作業ペースに対処するために従業員が用いている方法が，高い傷害リスクをはらんでいる．例えば，従業員は手っ取り早くするために，指定された凍傷防止服を着なかったり，雇用主が決めた休憩をとらなかったりしている．
- 物理的および組織的仕事環境が傷害のリスクを高めている．例えば，従業員は安全な仕事の実践よりも完成した仕事の量によって報奨され，日常的仕事とスケジュールは作業課題の身体的要求の多様さに対応しておらず，また，ピーク時にタイムリーなやり方で課題を遂行して顧客のニーズに応えるには従業員数が不十分である，と従業員は指摘した．

　スタッフは，6カ月前のリストラにより減少していた．そのとき以後，傷害率が増加した．当初従業員たちは，手っ取り早いやり方を仕事のピーク時にのみ用いていたが，最近ではもっと頻繁にこれを使うようになっている．

第4段階：利点と資源を明確にする

　工場の管理者と発送および受注部門の従業員は，傷害防止のために役立つ多くの利点や資源を持っていた．

- 従業員は，要求された仕事の完成と顧客を確実に満足させることにコミットしていた．これは利点ではあるが，従業員が超過勤務し，休憩をとらず，望ましい手順を使わずに仕事を完成させるため，欠点にもなる．
- スタッフの転職率は低く，従業員はお互いにとても支え合っている．彼らは自分の範囲の仕事がいったん落ち着いたら，その部門の別の仕事をしばしば手伝っている．
- 管理者と従業員は，将来的な傷害のリスクを減らすために必要な処置をとりたいと切望して

いる．彼らは，この処置が仕事の実施に何らかの変更を要求すると知っていたが，これに熱心であった．
- 従業員は（本社と部門における）すべての管理者にたやすく面会でき，管理者は彼らの関心事に積極的に耳を傾けている．
- 会社は将来の傷害を予防する計画を立て，実行するための予算を準備している．
- セラピストは，産業領域での傷害に影響する問題を解決するためクライエントと共に働くための専門的知識を持っている．この専門的知識が，管理者と従業員によって認識された．

第5段階：目標とする成果を協議し，行動計画を立てる

　第1段階と第3段階において収集された情報を利用して，管理者，部長，従業員の代表二名，および作業療法士は，彼らが対象として働きかける目標とその目標に到達するための方法を明らかにするために共に働く．この計画チームは，目標とする成果と，目標とする成果の達成を可能にする短期目的を決める．彼らの計画には，目的と，目標に到達する期日の目標も含まれる．別な管理者や従業員との会議では，めざす成果，目的および計画が討議され確認された．各自の役割が確認され，計画に組み込まれた．傷害をなくすことに重点がおかれ，第2段階で明確にされたことに健康促進理論的アプローチ（health promotion theoretical approach）が付け加えられた．

　表5-6は，目標とする成果を表している．以下に，目標とする成果に到達するための前提を示す．
- 3カ月以内に，従業員の身体能力（physical fitness）はフィットネスプログラム参加前よりも高くなり，作業に必要な最低限の体力レベルを満たすようになる．
- 1カ月以内に，従業員はすべての持ち上げ動作時に，安全な持ち上げテクニックを正しく使用できるようになる．
- 3カ月以内に，交替勤務を通して，仕事のスケジュールと日常的業務で，仕事からの身体的要求に変化をつけるようにする．
- 6カ月以内に，管理者，部長および従業員は，会社によって安全な仕事が承認され評価されていると感じるようになる，仕事のスケジュールと日常的業務に満足するようになる，そして，問題は解決したとの報告がされる．

　次に示す行動計画が，目標とする成果を導くための短期目的を達成するために立案された．
- 会社は従業員のために，管理された短期のフィットネスプログラムを提供するフィットネス専門家と契約を結ぶ．作業療法士は，フィットネス専門家に従業員のニーズに関する情報を提供する．フィットネス専門家は，従業員にフィットネスプログラムをどのように進めるか方法を教え，専門家の短期契約が終わっても従業員が昼休みに自らフィットネスプログラム

クライエント中心の作業療法プロセス

表5-6
症例4：クライエントの問題，要素，環境要因，目標とする成果，成果

第1段階：クライエントはOP問題を確認し，第3段階：要素と環境要因を明確にした	第5段階：クライエントが目標とする成果	第7段階：作業遂行の成果を評価する
発送・受注部門の新たな事故/再発の可能性に関連しているのは： ● 従業員の身体能力が職務で要求されるものより低い． ● 事故の危険性を減らすための持ち上げ技術の知識が足りない． ● 仕事の早いペースに対応するために従業員が使う方法が，事故の危険性を高めている． ● 物理的・組織的な仕事環境が事故の危険性を増加させている．	6カ月間の作業療法プログラム終了期間内に，新たな事故または事故の再発が，発送および受注部門の従業員の間で起きない．	不注意で起きた1度の事故以外，計画実施後，新たな事故や事故の再発はなかった．この結果は採用した方策が事故の危険性を最小限にしたことを示す．

を実施し，彼らの体力や健康を維持できるようにする．
● 他者と相談の上で，セラピストは，従業員が持ち上げ動作の際，自ら正しいボディメカニクスと関節保護テクニックをモニターできるようにするため，必要とされる知識と技術を持つように腰痛教育プログラムを開発し，提供する．会社はこの知識を新人教育のときにも使用できる．
● 会社は，発送および受注部門で必要とされる従業員数を再評価し，必要があれば，通常時とピーク時に安全に働けるよう，もっとパートタイム労働者を雇用する．
● 会社，部長，および従業員は，セラピストと相談して，従業員の体力（fitness）と健康の長期的維持を促進する新しい仕事スケジュールと日課を開発し，実施する．また，安全に働いている従業員を表彰するプログラムも開発し，実施する．

作業療法士は，第1段階で取り決めた契約の中に明記されていた全課題を終えた．この時点で，会社は作業療法サービスに満足したため，従業員と相談の上で，計画の実行と作業遂行成

果の評価まで作業療法契約を延長することとした．

第6段階：作業を通して計画を実行する

　計画は，同意された通りに実行される．計画では計画実施に重要な役割を果たす人たちが明記されており，会社の管理者，部長，そして全従業員が参加する．このことが目標の達成と維持の可能性を高めることとなるが，それは積極的な参加を通して，会社のすべてのメンバーが計画の成功（または失敗）に寄与しているからである．そのような計画は，より現実的で，より大きな意味を持つ．例えば，多様な作業負荷に関する日課の開発に従業員が参加することは，彼らの挑戦感を高め，これは会社の管理者と部長に示される．同様に，作業負荷と仕事から要求されていることを再評価することは，従業員が直面している作業負荷のストレスについて管理者の理解度を高めることとなる．

　実行を通して，セラピストは様々な計画を調整し，目標とする成果に向けてプロセスをモニターし，必要に応じて調節する．セラピストはコーチという役割を担う．このようにして，会社とすべての従業員は彼らの問題解決技能をさらに発展させ，将来の問題にそれらを適用できるようになる．

第7段階：作業遂行の成果を評価する

　作業遂行問題に対して目標とする成果は表5-6に記した．目標とする成果を達成するためには，短期的成果のために調査結果を分析しなければならないが，それは次のようであった．
- 会社はピーク時に手伝う臨時従業員を雇用した．
- 交替勤務を通して身体的な作業要求が多様になるように，新たな仕事スケジュールと日課が組まれた．

　従業員は，ストレスと傷害に対する心配が少なくなったこと，会社が職務上の安全を承認し支持したこと，従業員の85％が最低の身体能力レベルを満たし，従業員の90％が昼休みのフィットネスプログラムに定期的に参加したこと，従業員が正しく安全な持ち上げテクニックを使用したことを報告した．

　ビジネスの観点からは，異なる利益も明らかとなった．従業員の生産性が改善されたのである（即ち，同時間内に，かつ規定時間内に，より多くの配送が可能となり，プログラム前よりも注文ミスが少なくなり，傷商品が稀になった）．顧客もサービスに一層の満足を抱くようになった．

　会社の管理者と従業員はこの結果にとても満足し，導入された変化を維持することにコミットした．彼らは将来，仕事からの要求や，テクノロジー，また機器の変化に伴って，もっと変化しなければならないものと予測している．彼らはこれに関して，将来作業遂行問題が起こっ

てから反応するのでなく，むしろ前もって行動することができるように作業療法サービスを保持し契約することを望んだ．

　この例は，作業遂行プロセスモデルを組織にうまく適用できるということを示している．それは，いろいろな方法で行うことができる．このプロセスは今回の場合，成果が達成されたことによって，続いて行われた契約の交渉との2つのパートに分けることができる．全段階において，管理スタッフと従業員が協同して同時に参加したことが，このクライエント中心のアプローチの肯定的な成果をもたらすことを示した．組織はそれぞれ異なるニーズを持っているため，作業遂行の問題が取り上げられても，プロセス，タイミング，順序を完了するのに使われる契約の多くについて調整が必要である．伝統的なサービス環境から外へ踏み出して，クライエントの環境でサービスを提供することは，クライエントにとってより意味があり，よりクライエント中心であり，また作業療法士にも新しい刺激的な挑戦をもたらす．

考察

　専門職として，原則や価値そしてクライエント中心のプロセスに確固たる基礎を据えている作業療法士は，障壁よりも架け橋をつくる．彼らは，解決のために選択した行動を通して理論を実践に生かし，また問題の健康的な解決を導くクライエントの応答的な行動を育成する．彼らは，例えば制度的な壁，不十分な社会政策，官僚制度といった障壁を旅の終わりにせず，むしろ橋を架けることに挑戦すればするほど，作業を可能にすること（enabling occupation）に焦点を当てる．これらのセラピストは，変化を進んで受け入れることができるが，それは彼らの基盤が，特定の場所，特定のテクニック，特定の習慣の中にあるのでなく，自分自身の中にあるからである．これらのセラピストはリーダーシップをとるが，それは自分で選択するか，またはもし橋を架けるとすればそれ以外の選択肢がないからである．クライエント中心の作業療法プロセスを利用することは，クライエントの作業を可能にするばかりでなく，作業療法士の作業も可能にするのである．

文献

Canadian Association of Occupational Therapists. (1996). Profile of occupational therapy practice in Canada. *Canadian Journal of Occupational Therapy, 63,* 79-95.

Fearing, V., Law, M., & Clark, J. (1997). An occupational performance process model: Fostering client and therapist alliances. *Canadian Journal of Occupational Therapy, 64,* 7-15.

Hobson, S. (1996). Reflections on: Being client-centred when the client is cognitively impaired. *Canadian Journal of Occupational Therapy, 63,* 133-137.

Law, M., Baptiste, S., Carswell, A., McColl, M., Polatajko, H., & Pollock, N. (1994). *The Canadian Occupational*

Performance Measure (2nd ed.). Toronto, ON: CAOT Publications ACE.

Law, M., Cooper, B., Strong, S., Stewart, D., Rigby, P., & Letts, L. (1996). The person-environment-occupation model: A transactive approach to occupational performance. *Canadian Journal of Occupational Therapy, 63,* 9-23.

Mattingly, C. (1991). The narrative nature of clinical reasoning. *American Journal of Occupational Therapy, 45,* 998-1005.

McColl, M., Law, M., & Stewart, D. (1993). *Theoretical basis of occupational therapy: An annotated bibliography of applied theory in the professional literature.* Thorofare, NJ: SLACK Incorporated.

第6章　クライエント中心の作業療法における評価

Nancy Pollock, MSc, OT(C), Mary Ann McColl, PhD, OT(C)

　最近あなたがクライエント（顧客）であったときのことを思い出してみよう．例えば，あなたが新しいコンピューターを買ったり，フィットネスクラブに入会したり，車を修理してもらったりしたときのことを．さて，あなたとサービス提供者との最初の関わりを思い出してほしい．あなたは，相手があなたの望みを理解しているように感じただろうか？　あなたは，相手があなたの望みを叶えるための専門的知識を持っているように感じただろうか？　あなたは，最終的に自分が欲しいものを手に入れられるという確信が持てただろうか？　あなたがこれを明確に理解できるように次にひとつの例を示そう．

　私には，15年間ずっと通い続け友人や同僚にも紹介している美容師がいるが，それは私たちの人間関係，つまり，クライエント中心の関係に負うところが大きい．彼はいつも最初に「今日はどうしましょう」と聞く．いったん私が希望を日常用語で説明すると，彼は歩き回り，髪を触り，頭を傾けて，私の希望の髪型にするために必要なある種の技術的評価のようなことをする．それから，ここの髪を少し切って，ここの部分は長く残してなどというように，私たちがどうやって望みの髪型をつくるか計画を練る．私がこの相互関係の中で気づくのは，彼は私に語る以上のことを知っているけれど，先に進むかどうか，カットを始めるかどうかの決定は十分私に委ねられているということである．しかし，常にスムーズにことが運ぶとは限らず，時々思い通りの髪型にならないことがある．これは私たちの関係が試されるときであり，彼の真の技能，即ち対人関係と技術の両方が挑戦を受けるときである．彼の挑戦とは，私の髪の性質を説明しながら，私の好みを彼が理解しその通りにするのだとずっと私に確信を持たせながら，できるだけ私の好みのスタイルに見えるように近づけることである．

　セラピストとの関係は，美容師やコンピューター販売員との関係とは文脈がかなり異なるが，クライエント中心の作業療法に関する論議との間には興味深い共通点がある．

　この章では，クライエント中心のアプローチを使う評価（assessment）について述べる．セラピストとクライエントの最初の人間関係は評価から始まることが多く，これはセラピストとクライエントの関係を性格づける上で非常に重要である．評価にクライエント中心のアプロー

チを使う場合は，クライエントがセラピストに自分の問題を告げる．一方，伝統的アプローチでは，セラピストがクライエントに彼らの問題は何かを告げる．クライエント中心のアプローチの評価を用いることによって，セラピストはクライエントに次のようなことを伝える機会ができる．即ち，セラピストが，クライエントがおかれた状況についてのクライエントの見方に関心を持っていること，クライエントの人生の文脈を理解したいと考えていること，セラピストが援助にコミットしていること，そして援助のための何らかの専門技術を持っており，クライエントが述べ，希望することを叶える者として信頼し得るということを伝える機会である．

この章ではクライエント中心のアプローチのいくつかの前提と，その評価の実施について述べる．また，作業療法で使われる5種類の評価，非構成的なものから構成的なものまでについて，クライエント中心のアプローチに適しているかどうかを分析する．最後にクライエント中心の評価を用いた臨床実践で生じた問題について考察する．

評価（assessment）

話を進める前に，評価，クライエント，クライエント中心という3つの用語を定義する必要がある．評価（assessment）という言葉が何を意味しているかを理解する上で辞書的説明には限界がある．辞書ではほとんど，評価とは財産を査定し税金を見積もること，と書かれている．ChristiansenとBaum（1992）は，評価を，「介入について説明し決定するために，個人とその環境について十分な情報を収集するプロセス」（p.376）であると定義している．カナダ作業療法士協会（CAOT）（1991）は，作業療法のための全国合意ガイドライン（national consensus guidelines）の中で，評価を「観察，面接，記録の参照，および検査を通して得られた情報を集め，分析し，解釈するプロセス」（p.137）であると定義している．この2つの定義の両方が，この章での我々の目的を満たしている．

私たちは，評価という用語を，問題の特定（identification）と問題の分析という二段構えのプロセスとして使う．最初の段階では，セラピストは自分の治療的アプローチが何であれ，治療で取り上げる問題を特定しなければならない．作業療法士としては，我々が援助するのに長けている問題，即ち作業の問題に主な関心がある．クライエントが治療を通じて変えたいとする作業領域を問題として特定する．

第2段階ではセラピストは，特定した問題を分析するためにさらに評価技術を用いる．それは，なぜ問題が存在するのか，何がその原因か，それはどんな感じなのか，クライエントはそれをどのように経験しているのか，その来歴（history）は何か，その問題が存在する文脈や環境はどんなものかを理解し，また，そしてその問題の重要性を理解するためである．作業遂行において第1段階で特定される問題の例としては，公的交通機関を使うことができない，浴槽

への出入りができない，職場の同僚とうまくやれない，自分の子供の世話ができない，社交の機会がない，などがあげられる．これらのどの問題についてもセラピストは，問題の根に何があるかを発見し，治療の中でどう扱うのが最善かを決めなければならない．このように評価の第2段階には，クリニカルリーズニング，作業に関する理論の適用，人間とその環境に関する知識が含まれる（詳しくは第4章参照）．

クライエント

　クライエント中心の評価の検討という目的のために我々が定義しなければならない2番目の用語は「クライエント」である．ここでは辞書が助けになる．辞書ではクライエントを，専門職のアドバイスを求める人，と定義されている．CAOT（1997）はクライエントを，次のように定義している．「医学的状態や，移行期の困難，また環境的障壁から生じる作業的問題を持つ個人．また，クライエントは特定の集団や市民の作業遂行に影響を与える組織の場合もある」（p.180）．

　治療的文脈において，我々はこの定義にさらに次の考えを付け加える．即ち，クライエントとは，治療過程を通して変化を起こすことを欲する人である．ほとんどの場合，私たちのクライエントは障害を持っており，作業療法士の援助を受けて作業遂行に関係する問題を解決したいと思っている人々である．しかし，これが常に真であるとは限らない．場合によっては，変化が起きることを期待できないような障害を持つ人もいる．例えば，夫婦のひとりがアルツハイマー病であるような場合には，我々は，疾病を持つ方の人の機能の変化ではなく，健康な配偶者が機能できるような方法を考えるかもしれない．このように，依頼箋の名前は疾病を持つ配偶者であっても，現実に我々のクライエントになるのは健康な配偶者という場合もある．別の例をあげると，もし我々が職場で適切な配慮を受けるのが難しい障害者をクライエントとして持った場合には，我々は，物理的環境，同僚と管理者，およびそのクライエントによって構成されている職場について考えるであろう．なぜなら，それらが変化を促す我々の努力の対象になるだろうからである．これは，クライエント中心の評価を論議するときに，はっきりさせておかなければならない重要な考えである．なぜならば，もし我々がクライエントを評価するのであれば，その人あるいは環境が我々が変化を促そうとする対象であり，我々はクライエントが誰/何かを正確に特定し，彼/彼女/それ（環境）に対する適切な評価を選ばなければならないからである．

第6章

クライエント中心

　定義する最後の用語は「クライエント中心」である．「クライエント中心」という言葉を「作業療法」の前に置くことは，これが作業療法実践のひとつの方法であることを意味する（McColl, Gerein, & Valentine, 1997）．彼らは，セラピスト側の治療的方向づけとして，クライエントの希望と問題を第1に位置づけるだけでなく，それらだけを重要なものとするように示唆している．クライエント中心のアプローチでは，クライエントは自らの目標に到達するためにセラピストに援助や支持を求め，セラピストは本人が目標に向かって変化を成し遂げることができるように理解，信頼，受容の環境を提供する（Burnard & Morrison, 1991）．

　クライエント中心療法ではサービスの受け手をクライエントと呼ぶことにより，まさにその名前によって，伝統的な生体力学的アプローチとそれ自身を区別する．単にサービスの対象である患者とは違い，クライエントは自分の生活の何らかの側面の処理について専門家のアドバイスを求める（Herzberg, 1990; Patterson & Marks, 1992）．このように，クライエント中心のモデルでは，クライエントは主体性を持ち，専門家との関わりの中から自分が必要なものを求め，いまは必要と感じないものをとりあえず捨てる人であることを意味するのである．

　第1章で述べたように，クライエント中心の実践の起源は Carl Rogers（1942）の仕事の中に認められる．Rogers はクライエント中心療法を治療における非指示的アプローチとして説明した．そこでのセラピストの役割は，信頼と支持の環境をつくり，クライエントが自分の治療目標を実現するために，自分の問題解決能力を利用する機会をつくることである．クライエント中心のアプローチは過去数年間でかなり目立ってきたが，しかしそれに伴う誇張がクライエント中心の基本的前提に反していることがよくある．たとえば，我々はしばしば，セラピストが「クライエントの自己決定を許している」とか，「治療プロセスにクライエントが関わっている」ということを聞く．Kerfoot と Leclair（1991）はセラピストが治療的問題を操作したり方向づける方法として，クライエント中心という修辞句を使うことがあるかもしれないと指摘している．クライエント中心の実践は，単に専門職優位あるいは生物医学的リハビリテーションよりもクライエントを尊重したやり方であるというだけではない．むしろ，全体としてはこれまでとは違うサービス提供のモデルであり，そこでは作業遂行の個人的目標の達成を助けるために，セラピストはクライエントによって雇われるのである．

クライエント中心のアプローチの前提

　本書でクライエント中心の作業療法を説明する際に，その評価に対する意味の理解を助ける

多くの前提がある（McColl, Gerein, & Valentine, 1997）．最初の前提は，クライエントが治療から何を得たいか，作業遂行の理想的状態に達するために何が必要かはクライエント自身が知っているということである．このように，治療課題はクライエントによって設定される．この前提は，作業療法士の最も基本的な価値観のひとつであり，究極的な目的の延長線上にある．その価値観とはすべての個人に価値があり，個人はそれぞれ独自（unique）の存在であるという信念である（Clarke, Scott, & Krupa, 1993）．さらにこの前提は，クライエントにとって最も重要な問題はクライエントが特定することをセラピストが認め任せるということであり，またクライエントが決めた問題は治療のために最も重要であるとすることである．言葉を換えれば，クライエント中心の見方で仕事をするセラピストの場合，セラピストが決める問題とクライエントが決める問題の間に葛藤が生じることはない．なぜならば，セラピストは評価の際の自分の仕事は，クライエントが助けを求めている問題を明らかにすることだと理解しているからである．

　クライエントは場合によっては作業遂行についての自分の問題を明確に，簡潔に列挙できないかもしれない．ほとんどの場合クライエントは，セラピストが問題を表現するときに使う言葉を使わない．例えばクライエントが，「朝ほど私にとって大変なときはないのです」と言ったとする．これは作業遂行においては，次のような意味を持ち得る．
●朝，一番の障害になるのは痛みである．
●朝することに時間がかかって焦ってしまう．
●家族のみんなが仕事や学校に行く準備をするときなので，家族の負担が私にかかりすぎる．
●服を着るまでには，私にはもう他に何をするエネルギーも残っていない．
●よく眠れないし，朝はふらついてイライラする．
●一日の始まりに気分が落ち込む．

　クライエント中心のセラピストが評価するために必要な技能は，作業遂行に関して困っていることについて人がどのように言っているかを聞き，その言葉を理解する能力である．

　作業療法を求めている人は，最初は自分では何も問題を特定できないかもしれない．彼らは，日常生活や作業役割が簡単にできないとか，うまくいかないという一般的感覚で治療を求めてきたのかもしれない．このような場合，真に技能を持つクライエント中心のセラピストは，クライエント中心のアプローチを簡単に捨てて，より専門職優位なアプローチをとるようなことはしない．その代わりに，クライエントが問題を特定する能力を援助するような治療過程があるかもしれないと考える．セラピストは，作業遂行や健康に関する専門知識と理解を用い，作業療法士が問題を理解する助けになる枠組みに従って，クライエントがうまくいかないと感じていることを分析する．例えばセラピストは，問題がセルフケア，生産性，レジャーの領域でどのように現れているかという観点から分析するかもしれない．また，問題が身体的なものと

して経験されているか，情緒的なものとしてか，社会的問題として経験されているかを確認しようとするかもしれない．さらに，クライエントが問題が自分自身の中にあるとみているか，環境にあると考えているかを確かめようとするかもしれない．セラピストとクライエントは終始，クライエントを治療に引き入れた問題をより完全に，より詳細に理解しようとする．しかし，これが起こることのすべてではない．セラピストはクライエントと意志を疎通して，クライエントが治療から何を得たいと考えているのか，その過程にどのように耐えているか理解することに関心を示し，クライエントの問題の独自性を理解し，問題の解決のために共に働くという熱意を伝える．

クライエント中心のアプローチの2番目の前提は，治療のための唯一の枠組み，または地位の優越性はクライエントの側にあるということである．セラピストは障害や治療のある側面については知識や専門技術を持っているかもしれないが，クライエントの価値観，信念，経験を完全に理解することはあり得ない．従ってクライエントの話を最も適切な情報源として受け入れなければならない．この前提は作業と障害にも共通することである．これらを，観察したり測定する客観的現象としてではなく，むしろそれを経験している人の観点から理解する主観的現象として捉えるのである．評価の最初の段階においてこの前提は，クライエント中心のアプローチにおけるすべての評価が，クライエントの自己報告であるということを意味する．さらに，評価が開放型（open-ended）のものであればあるほど，作業や障害の経験を脚色したり省略することのないクライエントの生の声を聞く機会が広がる．このように開放型の評価は，構成的なチェックリストや評価表，指標よりも，これら主観的な現象についてより豊かで正確な情報をもたらす．

評価や介入に影響を与える第3番目，最後の前提は，セラピストは実際に変化を起こすことはできないということである．セラピストは変化を促進する環境をつくることができるだけである．変化や新しい学習が起こるのは，クライエント自身がそれを自分の維持や発達に必要だと認めたときのみである（Rogers, 1965）．このように，変化の主体はクライエント自身であるから，変化の主体がセラピストであるといういかなる主張も心得違いである．セラピストの最も重要な役割は，情報，アイディア，示唆，資源によってクライエントの変化をサポートし，望ましい変化を成功裡に成し遂げるためにクライエントが自分の能力に対して信頼と確信を持つようクライエントに伝えることである．

評価のためにこれらの前提を実行するのはやや回りくどいが，これらは治療関係の本質をなすものであり，評価プロセスを通じてほぼ確立しなければならない．セラピストがプロセス全体を通してクライエント中心のアプローチを続けることで，プロセスを支配するのはセラピストではなく，治療の成功の責任がセラピストだけにあるのでもなく，セラピストの希望を押し付けるわけでもないことを，クライエントが理解するという関係が成立するかもしれない．評

価や治療において専門職が優位な立場にある場合は，反治療的になるという事実が示されている（Goodall, 1992）．専門職が優位にあると依存を生み出し，権限を剥奪（disempowerment）し，最終的には施設入所となる．一方，セラピストがクライエントの潜在能力を信じ，目標の達成や問題を解決するクライエントの能力に熱意を示し，援助を推進するための知識と経験を示すところには治療関係が成立する．

評価におけるクライエント中心のアプローチの利点と欠点

　クライエント中心のアプローチと他の評価アプローチとを比べると多くの利点と欠点がある（McColl, Gerein, & Valentine, 1997）．第1の利点は，クライエントの中に習得と統御の感覚（sense of mastery and control）を高める傾向があることである（Emener, 1991; Goodall, 1992）．これはいろいろな方法で達成される．例えば，自分の問題に対するクライエントの感じ方に関心を示すようなコミュニケーションや，これらの問題に関するクライエントの援助にセラピストがコミットしていることや，問題を特定し解決する能力がクライエントにあると信じていることをセラピストがクライエントに伝えることを通して達成される．

　評価におけるクライエント中心のアプローチの第2の利点は，治療アプローチを真に個別的に「仕立てる」のを支持する点である（Brown, 1992）．クライエントが自分独自の状況や文脈で起こる問題を特定するので，作業療法の介入は，個人的文脈の中にはっきりと組み立てられる．

　クライエント中心のアプローチの第3の利点は，セラピスト自身に個人的，専門的成長と発達の機会を提供することである．セラピストがエキスパートで人々はその人から学ぶという伝統的なモデルとは違って，クライエント中心のモデルでは，クライエントがエキスパートなのである．このようにクライエント中心の療法は，セラピストが障害や人々の生活の機微，さらに人間作業の多面的性質についてより深く学ぶ機会を提供する．

　クライエント中心という視点から評価を行うことによる欠点も多い．クライエントの中にはセラピストがクライエントの問題は何かを言ってくれることを期待する人もいる．このようなクライエントは，その役割をとらないセラピストを技能が低く，あまり効果的でなく，協力的でないと思うかもしれない（Schroeder & Bloom, 1979; Jaffe & Kipper, 1982; Wanigaratne & Barker, 1995）．

　クライエント中心のアプローチの第2の欠点は，このアプローチを実践に使うためにはさらに別の評価が必要だということである．多くの文献レビューから，クライエント中心の実践にふさわしい作業療法評価がほとんどないことが示されている（Pollock, 1993; Pollock, Baptiste, Law, McColl, Opzoomer, & Polatajko, 1990; Trombly, 1993）．本章ではいくつかの評価につい

て述べる．

　最後に，クライエント中心の評価の第3の欠点は，これがすべてのセラピストには受け入れられないかもしれないということである．Rogers（1965）はクライエント中心の療法の成功と失敗は，セラピストの性格，他者の尊重，クライエントの潜在能力と適応能力を信頼することであると述べている．あなたがどの程度クライエント中心であるかを判断するために，特定の作業技能についてクライエントの遂行が満足できるものか否かについてクライエントとセラピストの意見が分かれたとき，あなたはどちらの見方をとるか自分に問いかけてみよう．

実践への適用

　ほとんどのセラピストがクライエント中心の実践を信奉する一方で，信念と行為の間にはギャップがあるという研究結果がある．Neistadt（1995）は，合衆国全土の成人身体障害者のリハビリテーション施設で働く作業療法士が，治療の中にクライエントの優先順位をどの程度取り入れているかを調査した．267人の回答者のうち99％が，入院時に必ずクライエントの優先順位を確認していると報告した．その一方で，Northen, Rust, Nelson, Watts（1995）は，成人リハビリテーションの初回評価を観察した結果，クライエントの問題（関心事）を聞き出そうとしていたセラピストは37％だけで，クライエントに問題の優先順位を確認したセラピストは一人もいなかったことを発見した．セラピストの自己報告と現実の実践との間には大きな差があるように思われる．

　他領域の実践では，幼児とその家族への介入において，多くの文献が家族中心のサービスの難しさについて考察している（Bailey, Buysse, Smith, & Elam, 1992；Filer & Mahoney, 1996；Winton, McWilliam, Harrison, Owens, & Bailey, 1992）．評価にあたって家族と協業して目標を設定するのは家族中心のサービスの核心であるが，実行することはかなり困難なようである．Bailey（1988）は，効果的な家族評価を阻む5種類のバリアを認めた．それは，概念（conceptual），測定（measurement），干渉主義（interventionist），制度的（institutional），家族（family）のバリアだった．この項では，測定のバリアに焦点を当てる．私はクライエント中心の評価アプローチを使いたいのだが，どのようにすればよいのだろうか？

　Neistadt（1995）は成人リハビリテーション部門のセラピストに対する調査の中で，回答者がクライエントの優先順位を評価したかどうかだけでなく，どのように優先順位を評価したかを聞いた．回答者の95％が非形式的インタビューを使用していると報告した．Neistadtは，次のように述べている．

　　「作業療法士は最も効果的な治療計画を立案するために，クライエントにとって最も意味ある作業は何かをクライエントが見極め，表現するように援助しなければならない．非形

式的インタビューはそのプロセスの一助になり得るが，治療のためのクライエントの優先順位を詳細に決定するには十分ではない.」(p.435)

クライエントの優先順位を評価するための，より正式な方法について述べた文献がある．次の項では，これらの異なる方法を取り上げ，その利点と限界，クライエントとセラピストに提起される問題について検討する．

評価方法

クライエントが作業遂行上の問題を決めるのを助けるために，作業療法士が利用できる方法がいくつかある．この章では，数種の評価アプローチについて，非構成的な方法から構成的な方法まで示す．ここでは，様々な方法を詳しく説明することはせず，クライエント中心の実践で利用できる評価の種類を概観するにとどめる．またこれらは，問題を特定するというプロセスの最初の段階に焦点を当てた評価法であることを心得ておいてほしい．

非形式的インタビュー

サービスを提供するという関係について，最も直接的感覚をつくりだす方法は「あなたのために私にできることは何ですか」，または「どのようにしましょうか」と利用者に尋ねることである．そこでクライエントは，自分のニーズやセラピストとの関係から何を得たいかの説明に移ることができる．開放型 (open-ended) の質問は，新しいクライエントとの初回インタビューの一部として使える．この型の質問は，初回評価で素早くリラックスした雰囲気をつくり，セラピストがクライエントの関心事に耳を傾けているというメッセージを伝えるのに役立つ．しかし，作業療法サービスを受ける人のほとんどは，作業療法で何をするのか知らず，作業療法士が自分のために何ができるのかが分からないために問題が生じる．我々は「どこが痛みますか」といったタイプの質問をすることはできないが，それは私たちの実践分野がはるかに複雑であり，クライエントが理解していないことが多いからである．クライエントがあなたの所に来て，「私は日々の作業の意味を見失ってしまった」とか「私は主婦や母という役割を果たせなくなった」と言うようなことはない．セラピストは，作業と作業療法の本質がクライエントにとって意味あるものだということをクライエントに説明できなければならない．そうすれば，多分何人かのクライエントは，作業遂行の問題を自分がどのように感じているのかはっきり詳しく表現できるであろう．

しかし，クライエントの多くは，仮に質問の内容が何であろうと開放型のインタビューの質問に答えることはできないであろう．クライエントは洞察や判断を制限する認知障害を持って

いるかもしれない．例えば，知的障害を持つ子供のように．コミュニケーションに障害があるかもしれない．例えば失語症のように．また，別のクライエントは自分の作業ニーズがはっきりしていないかもしれない．例えば，ごく最近脳卒中になり，日常の作業に対する脳卒中の影響をまだ認識していない場合のように．あるいは現在入院中であり，仕事や家に戻ろうとする時点で自分の病気がどんな状態になっているか予測できないかもしれない．問題の優先順位を明らかに表現することができない理由はたくさんある．このような場合，その人が本当のクライエントなのか，または，親，配偶者，介護者が治療の中で変容していく対象者なのではないかと考え直すことが重要であろう．そして，どの人をクライエントとしてインタビューすべきかを決める．クライエント自身が適切な回答者かもしれないが，評価方法を変更する必要もあるだろう．もっと構成的なアプローチを必要とするかもしれない．

叙述と生活歴（narrative and life history）

叙述的方法と生活歴の利用は，近年作業療法の文献の中で注目を集めている．Frank（1996）は，ケースヒストリー（case history），ライフチャート（life charts），生活歴（life history），ライフストーリー（life story），解釈的ケース再構築（hermeneutic case reconstruction），治療的雇用（therapeutic employment），といった様々な叙述的方法についてレビューした．これらはすべてクライエントが自らのストーリーを語る方法である．ClarkとLarson（1993）は，これらを評価プロセスで使用することの重要性を強調した．

「……セラピストの最大の関心事は，個人的叙述を彼らの'患者'から引き出すことであり，それは，特定の作業から'患者'が得ている意味や，彼らが自分たちの作業をどのようなまとまりとして捉え，織り込んでいるか，そして，彼らが自分の人生を理解する枠組みの中に時の流れの中を行く彼らの作業パターンをどのように適合させるか，ということである．」(p.55)

現在の文献の多くが研究の中で叙述的方法を使うことに焦点を当てているが，臨床実践への応用もある．クライエントとセラピストはライフストーリーの語りにおいて協業しなければならない．クライエントはストーリーを持っており，セラピストは質問したり確認したりしてクライエントが話したり書いたりするのを援助できる．セラピストとクライエントは，ストーリーの解釈，意味の探索，テーマの熟考，鍵となる出来事の特定などについても協業する必要がある．典型的なインタビューと叙述的方法を使うことを区別するのは，このストーリーの分析である．例えば，脳卒中になったあと，初めてクライエントが週末家に帰るための準備を援助するために，クライエントとセラピストは短いストーリーを書くことで協業できるかもしれない．病院を出て，車で家へ向かい，家に着き，以前とは異なる現在の身体能力で家に入る，と

いうように．BurkeとKern（1996）は，叙述的方法が治療的相互作用の全過程を通して，非形式的なやり方の中にどのように織り込まれていくかの典型を示した．彼らは，これらの方法の使用，あるいはそれらの方法を説明する言葉の使用は，治療過程を知らせ，クライエント中心という問題を明確に示すための助けになり得ることを示唆した．

陰喩（metaphor）

隠喩を使うことは強力な治療手段となり得る．Mallinson, Kielhofner, Mattingly（1996）は，叙述や生活歴を解釈するための別の方法としての隠喩の利用について説明している．ライフストーリーを語ることに焦点を当てる構想が多いが，これらの著者は，隠喩を探すこと，即ち，ストーリーの中に何が現れて，何が隠されているかを探ることが，クライエントとセラピストの両方にとって，ストーリーに意味をもたらす助けになると述べている．隠喩を定義すると，何かを象徴し，複雑なストーリーを簡潔にし，繰り返し出てくるテーマを強調するために使われるものとなる．

陰喩は叙述的出来事を解釈する手段として利用できるし，あるいは出来事そのものをより明らかにするために利用できる．HuntとGow（1984）は，理論的信念や枠組みを表面化する方法として陰喩の記述を使った．Rochon（1994）は，作業療法士が実践をどのように捉えているかを理解するために，同じような課題を使った．同様に，一部のクライエントには自らの経験を説明するために陰喩を使って書かせることもできるはずである．クライエントに，「私にとって脊髄損傷であるということは，……のようである」というような文章を完成させることができる．例えば，あるクライエントは自分の経験を陰喩を通じて次のように説明するかもしれない．

> 「分裂病をもって生活するということは道化師を思わせる．それはまるでガラスの箱に閉じこめられていて，周囲の世界を見ることはできるが，触れることも経験することもその世界の一部になることもできず，誰かに動かされているようなものだ．」

別の例として，クライエントは治療過程を，セラピストと二人三脚で走ることにたとえるかもしれない．この陰喩は，治療過程の様子と，それがクライエントにはどう見えているかを知るための機会を提供する．セラピストは以下のように尋ねる．
● 私たちはどのようにして二人三脚のパートナーになったのでしょう？
● 私たちを一つに結び付けているスカーフやひもは何なのでしょう？
● このひものきつさ，緩さはどのくらいでしょう？
● この二人三脚の競争はどれくらい長く続くのでしょうか？
● 最後はどうなるでしょうか？

- ●私たちは誰と競っているのでしょう？
- ●ペースを決めているのは誰でしょう？
- ●私たちが一緒に走っている道は，競争のコース全体を変えるでしょうか？

　陰喩の文脈とそれが個人にもたらす意味を検討することによって，クライエントの人生経験と展望について多くを知ることができる．確かに陰喩を使うにあたってはある程度の素養が必要であり，すべてのクライエントがこれを持っているわけではない．このようなタイプの課題は，一部の人にはとても効果的であるが，他の人には全く不適切かもしれない．

半構成的インタビュー（semi-structured interview）

　上記の他にセラピストが利用できる方法には，より構成的なインタビューがある．これらはセラピストにインタビューを方向づける特定の質問や，クライエントから情報を得る焦点領域を提供する．作業療法の文献からより構成的なインタビューを2例挙げると，作業遂行歴インタビュー（Occupational Performance History Interview : OPHI）（Kielhofner & Henry,1988）とカナダ作業遂行測定（COPM）（Law, Baptiste, Carswell, McColl, Polatajko, & Pollock, 1994）がある．OPHIは39の質問から構成され，5領域の項目，即ち，日常習慣の構成，生活役割，興味/価値/目標，ならびに，能力と責任の認識，また，環境の影響，を含んでいる．OPHIは，それぞれの領域の過去と現在に焦点を当て，クライエントの生活歴を聞き出すための構造を持っている．このときインタビューから得られる質的内容を要約するための生活歴叙述表（Life History Narrative Form）もある．OPHIは，5＝適応から1＝不適応までの5段階尺度で，セラピストが採点する．例えば，日常習慣の構成という領域で，多発性硬化症のクライエントの典型的な一日が，ごく最近の病状悪化前後でどう違ってきたかについて記載する．病状悪化前後の違いや現在の生活習慣に対するクライエントの満足度を調べることによって，治療で焦点を当てる領域が明らかになるかもしれない．OPHIは他のインタビューと同様，セラピストのインタビュー能力と，クライエントとの信頼関係をつくりあげる能力に左右される．セラピストが適応の程度を評価するので，セラピストの参照枠組み（frame of referenec）によっても影響を受ける．OPHIの信頼性の研究では，中程度の安定性と良（fair）レベルの評価者間信頼性を示している（Kielhofner & Henry, 1988 ; Kielhofner, Henry, Walens, & Rogers, 1991）．脊髄損傷者を対象にした研究では，OPHIが変化に敏感な評価法であることが明らかになった（Lynch & Bridle, 1993）．

　COPMもクライエントにインタビューする際の構造を提供するが，セルフケア，生産性，レジャーの領域における問題を特定することに焦点を当てるものである．特別の決まった質問があるわけではなく，この枠組みはむしろクライエントが日常生活で遭遇する困難を明確に表現

することを援助するために利用される．OPHIとの評定上の違いは，クライエントが評定することである．1から10までのスケールを使って，3領域で特定された作業遂行の問題を点数化する．クライエントは，できるようになりたいと思うことをあげ，これらの活動の重要度を評定する．こうして，クライエントの優先順位が明らかになり，ごく自然に治療計画に進むことになる．続いてクライエントは，最も重要な項目の遂行に関して，現在の満足度と遂行度を評定する．前述の多発性硬化症のクライエントを例にすると，そのCOPMの結果は以下のようである．

問題	重要度	遂行度	満足度
階段を昇ること	10	2	1
食事の準備	10	4	3
子供の世話	10	1	1
家の掃除	8	3	5
読書	7	5	2

COPMのインタビューはクライエントの視点から問題の優先順位を明らかにし，再評価時に効果を測定するためのベースラインを提供する．COPMは広範囲のクライエントに利用されていて，テスト－再テストにおいて良好ないし優良の信頼性があり，作業療法介入後の変化を敏感に示し，類似の構成を持つ測定法と高い相関があることが示されている（Law, Baptiste, Carswell, McColl, Polatajko, & Pollock, 1994）．

クライエントにとって重要な機能的改善に向けての成果測定（outcome measurement）に焦点を当てる努力の中で，何人かの著者らはより個別性の高い測定法を開発した．この測定法は，クライエント中心のサービスを提供しようという意図と，変化に対してより敏感で，無作為試験で対照群と実験群との統計的および臨床的有意差を調べることのできる効果測定法への必要性が原動力となって開発された．作業療法以外の文献で見つかった，個人差に関してより敏感な測定法の一例は，MACTAR患者優先障害質問紙（MACTAЯ Patient Preference Disability Questionnaire）である（Tugwell, Bombardier, Buchanan, Goldsmith, Grace, & Hanna, 1987）．MACTARは名称には質問紙とあるが，インタビュー用の書式である．これは，関節炎の患者のために作成されたが，他の疾病や障害を持つクライエント用に容易に改変できる．クライエントは，関節炎の影響が及んでいる日常活動を特定するように尋ねられる．クライエントが，仕事，レクリエーション，家庭管理，社会活動などすべての異なる日常活動について考えることができるように，いくつかの具体的質問が記載されている．次にクライエントは，活動に重要なものから順位をつけるように言われる．これは関節炎の痛みや不快さなしに最もしたいと

思う活動である（Tugwell, Bombardier, Buchanan, Goldsmith, Grace, & Hanna, 1987）．また，問題誘導テクニック（Problem Elicitation Technique：PET）という評価法を使って，次にクライエントはそれぞれの活動で経験する困難さのレベルを明らかにすることができる（Buchbinder, Bombardier, Yeung, & Yugwell, 1995）．これらの評定は，重要度の評定と掛け合わせ，その結果を総得点とする．この方法は，COPM で使用されているものと非常によく似ている．

　この種の評価アプローチは，クライエントにとって最も重要な問題に治療の焦点を当てるのを助け，問題を特定する過程をより適切なものとすることができる．Buchbinder, Bombardier, Yeung, Tugwell（1995）が述べたように，「患者によって重要であると特定される多くの項目は，型にはまった質問紙では現れてこない．また，最も頻繁にみられる障害でさえ，他の患者の多くには重要でないものとして分類されたり，全く話に出てこないことがある」（p.1569）．

　PET テクニックのような方法は，その最初の質問から関節炎という言葉を取り除き，代わりにインタビューされるクライエントの病気や損傷や障害名を入れることよって，他の様々なクライエントに利用することができる．

健康と機能状態に関する質問紙

　保健医療に関する文献には，健康状態と機能状態に関する質問紙が多数ある．これらの評価は，健康状態や機能障害のレベルを広範囲に捉えるように作成されている．これらは，すべてが含まれるように包括的にデザインされ，自己報告またはインタビューに基づいて，安寧（well-being）から障害にいたる健康全域を測定する．全般的な健康状態の測定の一例として，医学的成果研究（Medical Outcomes Study）（Ware & Sherbourne, 1992）から開発された SF-36 がある．診断名や年齢による他の多くの健康調査とは対照的に，SF-36 は幅広く様々なクライエントに利用できるよう作成されている．これは，36 項目からなり，健康に関する次の 8 つの概念をみる．即ち，身体的機能，身体的健康問題による役割制限，身体の痛み，社会的機能，全体的な精神の健康，情緒的問題による役割制限，バイタリティ，全体的な健康の認識である．SF-36 は健康の指標を幅広くカバーするが，深さには限界がある．例えば，日常のセルフケア活動に焦点を当てた質問は 1 つしかない．それは，クライエントの視点からの概観を知るには役立つが，ほとんどの場合にさらに他の評価で補足する必要がある．

　機能状態質問紙（Functional Status Questionnaire：FSQ）（Jette & Cleary, 1986）は，全般的状態を測定するもうひとつの例である．これは，身体機能，心理的機能，社会－役割機能の領域を含む．クライエントが過去 1 カ月の活動を振り返り，病気や損傷や障害が機能に及ぼした影響の程度を判断できるような一連の質問からなる．この章で述べたほとんどの評価法と

は違って，FSQ は標準化された測定法であり，クライエントが許容範囲内にいるか，警戒域にいるかを示唆する．FSQ は機能に影響を及ぼしている重要な領域をカバーするが，採点法が一定の対象集団によって開発されたという事実は，クライエント中心の測定としては価値が制限されることを示唆している．クライエントにとって機能の様々な領域が重要だということは考慮されていない．5つの健康状態の測定法をレビューした McHorney と Tarlov（1995）は，これらの測定法は精密さに欠け，クライエントの個別的評価の有用性には限界があると結論づけた．

クライエント中心の評価の問題点

　クライエント中心であるための治療的相互関係の本質は，クライエントのニーズに合わせて仕立てあげるというところにある．これはセラピストが，コミュニケーションのスタイル，優先性，必要とされる構造のレベル，文脈，問題など，果てしない諸々の事柄に反応し適応することを要求する．この章では，初回評価で使えるいくつかの方法を示したが，真の技能とは，クライエントに最適な方法を選択し，効果的な仕方で評価を実施することにある．Frank（1996）は様々な生活歴アプローチに関する説明の中で「……本当に大切なのは，患者の人生を理解するという仕事をうまくやり遂げることだ」（p.252）と述べた．クライエントとのその後の関係，設定される目標，介入の方向性，成果の測定，関係をいつ終了するかの決定など，すべてはこの初回のクライエント評価から始まる流れなのである．

　クライエント中心の評価法を使う際に頻繁に検討課題になる3つの問題は，時間，クライエントの洞察力，文脈的適合性である．作業療法士はこの種の評価にかける時間がないと言うことがよくある．彼らはクライエントに1回しか会う機会がなかったり，初回評価の時間が限られていたりする．セラピストは，これらの評価がこれまでの忙しいスケジュールに追加されると感じるかもしれない．これではセラピストが評価過程の二次的なものだけ，即ち，作業遂行の問題を引き起こしている要因の分析だけを評価として考えているかのようである．作業療法士としての私たちの関心領域は，作業，人，文脈的構造である．私たちが意味のある介入に移る前に，クライエントの作業の性質を理解しなければならない．クライエントの視点から作業の問題を特定する方法を利用することにより，実際には時間の節約になるはずである．なぜならばその方法により，クライエントにとって意味のある領域に焦点を当てた計画を立てることができ，治療過程の発端から積極的にそれらに関わることになるからである．これらの方法は，より「包括的」な，手間暇のかかる評価バッテリーからセラピストを解放する．評価バッテリーは大量データを収集するが，実はクライエントにはほとんど関わりがない．私たちは，クライエントにとって意味ある介入かどうかを吟味することなく，クライエントに「従順でない」

というレッテルを貼ることがどのくらいあるだろう？　例えば，地域で働くセラピストが初めて慢性関節リウマチのクライエントに会ったとする．初回の訪問でセラピストは，通常通り身体評価と日常生活活動評価を実施する．このケースの場合，クライエントの第一の関心事は，地域社会へ出て行くことと，どううまく交通機関を利用するかである．クライエントはセルフケアを行う方法にとても満足しているし，家族のサポートシステムはうまくいっている．クライエントとセラピストにとって，この評価は時間の無駄であり，関心のある問題を処理することにはならない．もし訪問が，COPMやMACTARといったインタビューや評価で始まっていれば，かなりの時間が節約されるだろう．

　2番目に頻繁に生じる問題はクライエントの洞察力である．ここで示したクライエント中心の評価法のすべては，クライエントが質問に応答し，自分の作業遂行の問題を吟味し明瞭に表現できるかどうかにかかっている．不可能ではないにしてもこれが困難なクライエントもいるだろう．そのような場合，「クライエントは誰か」という質問をもう一度問い直してみることが重要である．クライエントは依頼箋に書かれた人物以外になるかもしれない．クライエントは，配偶者，親，家族，ケアの専門家，職場等になるかもしれない．クライエントの周りの身近な人が評価の回答者となるかもしれない．しかし，クライエントの代理人となる人とクライエント自身を区別することは重要である．例えば，アルツハイマー病の女性の夫は，妻にとって何が重要かという質問に答えることはできない．彼は妻の世話や妻との生活において，彼にとって重要なことは何かについて答えるべきである．この状況においては彼がクライエントなのである．彼が変化が起こることを求めている人なのである．同様に幼児は，自分自身の状況を判断する能力が発達していないし，環境が求めることには関心がないかもしれない．注意欠陥障害の子供は，自分の破壊的な行動について気にしていないかもしれないが，教師にとってそれは重大な問題であり，クラスに効果をもたらすどんな治療にも先立って教師が対処しなければならないことである．

　クライエントの洞察力のレベルについて先入観を持たないことも重要である．セラピストたちは，能力がないと考えていたクライエントが，自分のニーズを説明する能力が少なからずあるということに驚かされている．可能性があれば，クライエントの入力端子（input）を見つけ出し，クライエントの周りにそれらを含めるようにする．

　考慮すべき3番目の問題は文脈である．クライエント中心の療法は，生物医学的モデルによって構成され支配されているシステムの中で実践することは困難である．セラピストは，自らの実践を方向づける価値を吟味し，自らが働く場のシステムを見る必要がある．チームの哲学，記録や報告書で要求されること，訪問が許される限界などの現実的問題は，クライエント中心に則った実践に励むセラピストにとって大きな挑戦となる．これらの要因を分析することや，現行システムに存在する障害に気づくことが重要である．実践モデルが「適合」するという認

識は，バリアの克服に向かう長い道のりを歩むことを可能にする．例えば，急性期病院の熱傷病棟で実践している作業療法士は，おそらくスプリントの使用や圧迫を加える衣類を通じて症状の緩和や予防を行うというとても特殊な役割を持っているかもしれない．損傷後のこの早い段階で，クライエントの作業遂行の展望を考慮することは治療過程の中心ではない．ケアはそれでもクライエントを尊重するやり方で提供できるが，これは本当のクライエント中心ではないのである．

要約

　初回評価は多くの場合，クライエントとセラピストの最初の相互関係となるので，非常に重要である．この評価過程は，クライエントとセラピスト関係の性格づけに強力なメッセージを送り込む．クライエント中心のアプローチを使う人にとって，評価の最初の段階は，クライエントの関心は何か，クライエントは治療から何を得たいと思っているかに耳を傾けることである．このアプローチでは，クライエントの要望や関心事が優先される．課題はクライエントによって設定される．あるクライエントにとってこれは容易であり，セラピストに必要なことは耳を傾けることだけである．しかし別のクライエントにとっては，作業上の問題を見いだしたり特定したりすることは非常に困難である．そのときこそ，セラピストの技能が真に試される．

　この章では，クライエントの関心事や優先順位を特定する際に，クライエントを参加させる方法をいくつか示した．それぞれに，利点と限界がある．重要なのは，クライエントが直面している作業遂行の問題を，クライエントが明瞭に表現できるようにセラピストが働きかけることである．セラピストは個々のクライエントに適した方法を選択したり，その状況に適応させるための技能を使わなければならない．これは簡単ではない．柔軟性，人間関係技能，積極的傾聴，共感，忍耐力を必要とする．これらの評価方法はセラピストに考え方の転換や，それまで身につけてきたやり方からの離脱を迫り，クライエントとの新しいタイプの関係をつくる際に何らかの不快感を生じることもある．クライエントが関心を持つことすべてに間口を広げて議論するよりも，遂行要素を評価するための標準化された評価を使用する方が気楽かもしれない．しかし，それはクライエント中心の関係を確立するためには不可欠であり，それに続く治療過程を方向づけることになろう．

文献

Bailey, D. B. (1988). Rationale and model for family assessment in early intervention. In D. B. Bailey & R. J. Simeonsson (Eds.). *Family assessment in early intervention.* Columbus, OH: Merrill Publishing.

Bailey, D. B., Buysse, V., Smith, T., & Elam, J. (1992). The effects and perceptions of family involvement in program decisions about family-centered practices. *Evaluation and Program Planning, 15,* 23-32.

Brown, S. J. (1992). Tailoring nursing care to the individual client: Empirical challenge of a theoretical concept. *Research in Nursing and Health, 15,* 39-46.

Buchbinder, R., Bombardier, C., Yeung, M., & Tugwell, P. (1995). Which outcome measures should be used in rheumatoid arthritis clinical trials? *Arthritis & Rheumatism, 38,* 1568-1580.

Burke, J. P., & Kern, S. B. (1996). Is the use of life history and narrative in clinical practice reimbursable? Is it occupational therapy? *American Journal of Occupational Therapy, 50,* 389-392.

Burnard, P., & Morrison, P. (1991). Client-centred counselling: A study of nurses' attitudes. *Nurse Education Today, 11,* 104-109.

Canadian Association of Occupational Therapists (1991). *Occupational therapy guidelines for client-centred practice.* Toronto, ON: Author.

Canadian Association of Occupational Therapists (1997). *Enabling occupation: A Canadian occupational therapy perspective* (Draft). Ottawa, ON: Author.

Christiansen, C., & Baum, C. (1992). *Occupational therapy: Overcoming human performance deficits.* Thorofare, NJ: SLACK Incorporated.

Clark, F., & Larson, E. (1993). Developing an academic discipline: The science of occupation. In H. Hopkins & H. Smith (Eds.). *Willard and Spackman s occupational therapy* (8th ed.). Philadelphia: Lippincott, pp. 44-57.

Clarke, C., Scott, E., & Krupa, T. (1993). Involving clients in program evaluation and research. *Canadian Journal of Occupational Therapy, 60,* 192-199.

Emener, W. G. (1991). Empowerment in rehabilitation: An empowerment philosophy for rehabilitation in the 20th century. *Journal of Rehabilitation, 57*(4), 7-12.

Filer, J. D., & Mahoney, G. J. (1996). Collaboration between families and early intervention service providers. *Infants and Young Children, 9,* 22-30.

Frank, G. (1996). Life histories in occupational therapy clinical practice. *American Journal of Occupational Therapy, 50,* 251-264.

Goodall, C. (1992). Preserving dignity for disabled people. *Nursing Standard, 6*(35), 25-27.

Herzberg, S. R. (1990). Client or patient: Which term is more appropriate for use in occupational therapy? *American Journal of Occupational Therapy, 44,* 561-565.

Hunt, D. E., & Gow, J. (1984). How to be your own best theorist II. *Theory into Practice, 18,* 64-71.

Jaffe, Y., & Kipper, D. A. (1982). Appeal of rational-emotive and client-centred therapies to first-year psychology and non-psychology students. *Psychological Reports, 50,* 781-782.

Jette, A. M., & Cleary, P. D. (1986). Functional disability assessment. *Physical Therapy, 67,* 1854-1859.

Kerfoot, K. M., & Leclair, C. (1991). Building a patient-focused unit: The nurse manager's challenge. *Nursing Economics, 9,* 441-443.

Kielhofner, G., & Henry, A. D. (1988). Development and investigation of the Occupational Performance History Interview. *American Journal of Occupational Therapy, 42,* 489-498.

Kielhofner, G., Henry, A. D., Walens, D., & Rogers, E. S. (1991). A generalizability study of the Occupational Performance History Interview. *The Occupational Therapy Journal of Research, 11,* 292-306.

Law, M., Baptiste, S., Carswell, A., McColl, M. A., Polatajko, H., & Pollock, N. (1994). *The Canadian Occupational Performance Measure* (2nd ed.). Toronto, ON: CAOT Publications.

Lynch, K. B., & Bridle, M. J. (1993). Construct validity of the OPHI. *The Occupational Therapy Journal of Research, 13,* 231-240.

Mallinson, T., Kielhofner, G., & Mattingly, C. (1996). Metaphor and meaning in a clinical interview. *American Journal of Occupational Therapy, 50,* 338-346.

McColl, M. A., Gerein, N., & Valentine, F. (1997). Meeting the challenge of disability: Models for enabling function and well-being. In C. Christiansen & C. Baum (Eds.). *Occupational therapy: enabling function and well-being* (2nd ed.). Thorofare NJ: SLACK Incorporated, pp. 508-529.

McHorney, C. A., & Tarlov, A. R. (1995). Individual-patient monitoring in clinical practice: Are available health status surveys adequate? *Quality of Life Research, 4,* 293-307.

Neistadt, M. E. (1995). Methods of assessing clients' priorities: A survey of adult physical dysfunction settings. *American Journal of Occupational Therapy, 49,* 428-436.

Northen, J. G., Rust, D. M., Nelson, C. E., & Watts, J. H. (1995). Involvement of adult rehabilitation patients in setting occupational therapy goals. *American Journal of Occupational Therapy, 49,* 214-220.

Patterson, J. B., & Marks, C. (1992). The client as customer: Achieving service quality and customer satisfaction in rehabilitation. *Journal of Rehabilitation, 58*(4), 16-20.

Pollock, N. (1993). Client-centred assessment. *American Journal of Occupational Therapy, 47,* 298-301.

Pollock, N., Baptiste, S., Law, M., McColl, M. A., Opzoomer, A., & Polatajko, H. (1990). Occupational performance measures: A review based on the Guidelines for Client-centred Practice. *Canadian Journal of Occupational Therapy, 57,* 82-87.

Rochon, S. M. (1994). *Theory from practice: An effective curriculum for occupational therapists.* Unpublished master's thesis, McMaster University, Hamilton, Ontario, Canada.

Rogers, C. (1942). *Counselling and psychotherapy: Newer concepts in practice.* Boston: Houghton-Mifflin Co.

Rogers, C. (1965). *Client-centred therapy: Its current practice, implications and theory.* Boston: Houghton-Mifflin Co.

Schroeder, D. H., & Bloom, L. J. (1979). Attraction to therapy and therapist credibility as a function of therapy orientation. *Journal of Clinical Psychology, 35,* 683-686.

Trombly, C. (1993). Anticipating the future: Assessment of occupational function. *American Journal of Occupational Therapy, 47,* 253-257.

Tugwell, P., Bombardier, C., Buchanan, W. W., Goldsmith, C. H., Grace, E., & Hanna, B. (1987). The MACTAR Patient preference Disability Questionnaire—An individualized functional priority approach for assessing improvement in physical disability in clinical trials in rheumatoid arthritis. *Journal of Rheumatology, 14,* 446-451.

Wanigaratne, S., & Barker, C. (1995). Clients' preferences for styles of therapy. *British Journal of Clinical Psychology, 34,* 215-222.

Ware, J. E., & Sherbourne, C. D. (1992). The MOS 36-item short-form health survey (SF-36). 1. Conceptual framework and item selection. *Medical Care, 30,* 473-483.

Winton, P. J., McWilliam, P. J., Harrison, T., Owens, A. M., & Bailey, D. B. (1992). Lessons learned from implementing a team-based model for change. *Infants and Young Children, 5,* 49-57.

資源

Canadian Occupational Performance Measure
Canadian Association of Occupational Therapists
CTTC, Suite 3400
1125 Colonel By Drive
Ottawa, Ontario K1S 5R1

or

American Occupational Therapy Association
4720 Montgomery Lane
P.O. Box 31220
Bethesda, MD 20824-1220

A User's Guide to the Occupational Performance History Interview
American Occupational Therapy Association
PO Box 31220
Bethesda, MD 20824-1220

SF-36
Medical Outcomes Trust
20 Park Plaza
Suite 1014
Boston, MA 02116-4313

第 6 章

Functional Status Index
Allen Jette
MGH Institute of Health Professions
15 River Street
Boston, MA 02108-3402

第7章　作業療法過程にクライエントを引き込むこと：治療計画を一緒に作る

Leonard N. Matheson, PhD

　作業療法過程が最善の効果を生むには，クライエントがその過程に積極的に関わり合わなければならない．事実，クライエントはセラピストが進めるその過程の中心に位置を占める．作業療法過程の手順は「招待」に始まり，「手ほどき」，続いて治療課題との「取り組み」へと進む．個々の治療課題との取り組みは，そのつど，新規に開始されなければならない．

歴史的背景

　治療との関わり合いはすべての療法活動の基本である．作業療法におけるクライエント中心の取り組みは，心理療法におけるクライエント中心の取り組みをモデルとするもので，Carl Rogers（Kirschenbaum & Henderson, 1989；Rogers, 1961, 1980）をはじめ，Abraham Maslow（1968, 1971），Robert White（1959, 1971），Albert Bandura（1989, 1990），Martin E. P. Seligman（1975, 1991）らが開発したものである．

　Carl Rogers（1961）は心理療法におけるクライエント中心のアプローチの指導的な提唱者で，セラピストが誠実にそして個人的に，職務上の肩書きを忘れて，クライエントとの治療関係に関わっていく必要性を強調した．彼はまた，クライエントに対してセラピストが「無条件に好意的な関心（unconditional positive regard）」を持ち，「共感的な理解（empathic understanding）」を育てる必要性も強調した．

　Abraham Maslow（1968）が研究したのは，彼が「自己実現途上（actualizing）」と記述した人々，つまり，自分の潜在能力を限界まで開発しつつある人々だった．Maslow にとって，個人が自分のアイデンティティに目覚めるのを助け，それを個人の作業役割にどう表現できるか理解するのを助けることは，治療の一環だった．自己実現途上の人々は作業役割を自己の一部として統合していく．自己実現を促進する基本的な治療課題のひとつは，クライエントによる自分の目標や優先順位の発見を助けることにあり，そうすることでこれらへの取り組みを積極的にすることができる．

Robert White（1959）は作業有能性（occupational competence）の考え方に多くの重要な貢献をし，「人間発達の作業有能性モデル（occupational competence model of human development）」（Matheson & Bohr, 1997）開発の中心的な理論家である．彼はセラピストではなかったが，適応を，人が作業役割機能最適化のために（Baum,1991），環境との受け入れ可能な妥協を達成しようとして行う努力の結果であると説明した（White, 1974）．彼は，人には有能になろうとする生得的な動機付けがある（White, 1971），とする見方の必要性に注意を向け，作業療法の実践に重要な影響を与えた．

Albert Bandura は人間発達における自己効力感（self-efficacy）と個人的発動性の中心的役割に関する研究の中で（1989, 1990），人は自己効力感，つまり自分の行動の仕方，動機付けレベル，思考過程，そしてチャレンジのある環境に対する情緒的反応等の知覚を通して，またその影響下で，自分の能力を把握すると強調している．つまり，治療効果はクライエントの環境をクライエントの視点から理解することに始まるのである．

Martin E. P. Seligman（1975, 1991）は近年，心理的健康と動機付けの理解に重要な貢献をしている．心理的健康と動機付けは，人が周囲の状況や経験する出来事をどう認識するかにかかっている．Seligman は Aaron T. Beck（1976）や Albert Ellis（1979）が開発した心理療法アプローチを統合し，クライエントによる正確で成長を高めるような自己伝達能力（self-communications）の達成を図るために，作業療法士が使用できる方法を紹介した．

これらの治療へのアプローチはすべて，関わり合い（engagement）の確立とその維持を基礎とするものである．関わり合いがうまく実現されていれば，クライエントは最も意欲的に治療目標と取り組むことになる．さらに，治療の展開につれて，クライエントが積極的に目標の調整に関わり，セラピストと協力して作業を行う可能性も高くなる．逆に，関わり合いが上手に図られていなかったり，強いられていたり，不用意であったり，軽視されていたりすると，治療上の二者関係にはしばしば問題が生じ，治療効果は限られてしまう．

作業療法過程の特質

治療的取り組みの原動力は目的である．この取り組みは偶発的なものでも，見せかけの意図によるものでもない．また，セラピストが関わるのは，単にクライエントと意思の疎通をしたり，クライエントを知るためだけではない．取り組みの基本的な考え方は，セラピストが助けになり得るということ，それをクライエントが自ら体験して知るということにある．あらゆる種類の治療的取り組みで，その目的の中核をなすのがこの考え方である．

治療的取り組みは「人中心」（person-centred）である．これは「クライエント中心」よりもさらに基本的な立場である．というのも，「人」であることはクライエントという一時的な

幅の狭い役割に比べて，より基本的で包括的だからである．治療的取り組みの過程は個人的かつ親密で，当の個人に，またその人とセラピストからなる治療上の二者関係に固有のものである．この過程はセラピストを務める「人」を確保できるかどうかにかかっており，この人は情緒的に健康で安定し，クライエントとなる人が求める特質を持っていなければならない．この取り組みの個人的な性格は，クライエントの介護者あるいは親がセラピストのクライエントである場合でも変わらない．そのような状況での個人間の相互作用は，普通の生活の中で起こる「人と人」(person-to-person) の関係同様，複雑なものになるかもしれない．この場合，人中心アプローチでは，セラピストである人とクライエントになる人それぞれの間に個人的関係が確立されること，そして双方が関係の存在を認識することが不可欠である．図7-1は簡単な二者関係のモデルを示している．

　治療的二者関係にあるそれぞれの人は，セラピストあるいはクライエントとして各々の役割を通して行動する．セラピストである人がクライエントである人と相互対話を持てば持つほど，その二者関係は本物になっていく．というわけで，セラピストになる人が確保できるかどうかが，クライエントをクライエント中心の作業療法に引き込めるかどうかの鍵となる．

　セラピストの役割に内在する目標と，自分の価値観や信条を携えてセラピストを務める人自身の目標が異なる可能性は，治療におけるクライエント中心のアプローチに固有のものである．

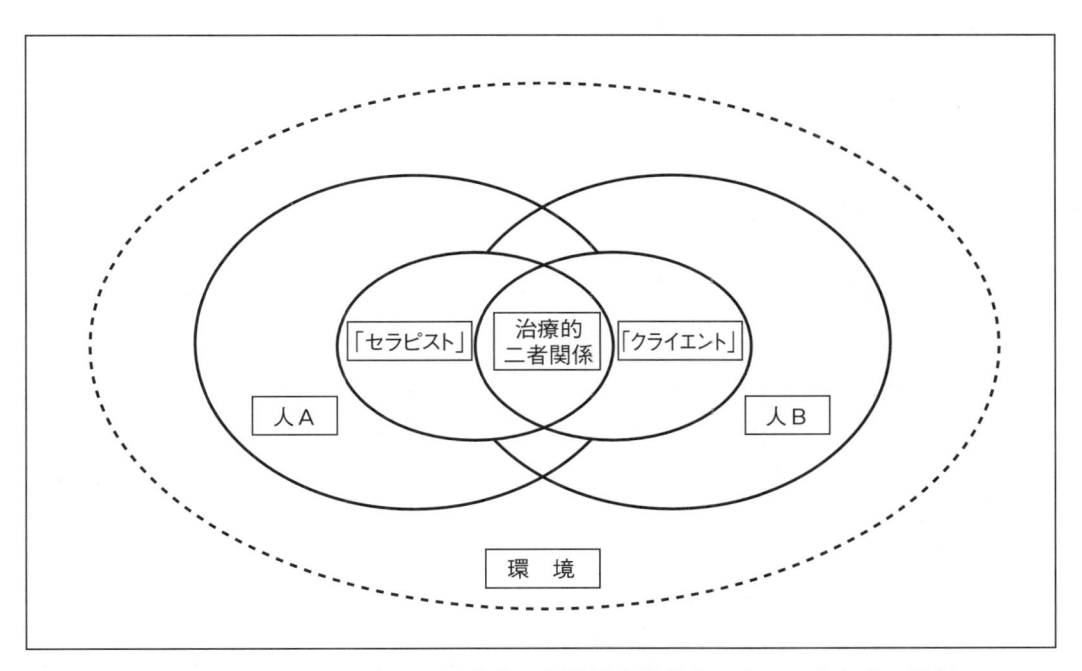

図 7-1　クライエント中心の治療的二者関係を構成する人々に内在する役割

第7章

セラピストである人には内面的な調和が必要になる．セラピストの役割を「演じている」セラピストは，その役割を「生きている」セラピストに比べて，クライエントとの関わり合いがずっと少なくなる．クライエント中心のセラピストとして効果的な人であれば，この内面的調和が専門家としての目標と個人的な目標の自然な融合を生むことになる．この調和が存在しなければ，セラピストがクライエント中心になるのは困難である．別の言い方をすれば，クライエント中心のアプローチは技術（techniques）に基本をおくものではない．クライエント中心のセラピストも技術を使うことがあるのは確かなのだが．例えば，クライエント中心の治療関係に関わっているセラピストは，クライエントが経験する能力の限界にイライラ（frustration）すると，多分，そのイライラする気持をクライエントに伝えたり，示したりするはずである．なぜなら，自分自身の整合性を保つために，その気持を伝えたり，示したりする必要があるからである．伝え，示すことには直接的な利点が2つある．第1は，セラピストがクライエントの状況を理解していることをクライエントが実感すること．第2は，経験豊かなセラピストたちが報告しているように，そのような状況に対して意識が高まることである．イライラする気持ちは，クライエントに伝えられてしまえば，消散し，重要性を失っていく．セラピストがクライエントの状況に対する気持ちを伝えたり，示したりしない場合，意識や感受性が失われ，そういう状況に対して感情的に鈍感になる可能性もある．

クライエント中心のアプローチは，セラピストという専門職である人が，クライエントである人に対して抱く，本物の関心に基づくものでなければならない．もしセラピストが自分の「役割」の範囲を越えて，「人」として役立とうとしなければ，当然，クライエントが同様のことをするのを期待する理由はない．もちろん，特定のクライエントに関して，あるいはセラピストの人生の特定時点で，セラピストの役割の範囲を越えて，セラピストである人自身の目標をクライエントである人と共有することは不可能かもしれない．こういう場合には，効果的なクライエント中心の関係は生まれない．そういう事態になり得るのは，セラピストがクライエントと極めて異なり，二人が個人的に関わり合うに足るだけのものを共有できない場合，あるいは一方の個人的特質が他方にとって受け入れ難い状況にある場合である．また，セラピストが専門職としての十分な自信を欠き，「専門職としての（professional）」参加や相互対話の指針となる枠組みの範囲（formal boundaries）を越えられない場合も同様である．前の文章で「専門職として」という言葉に括弧をつけたのは，専門職が従わなければならない枠組み，つまり正式（formal）の方針や手順の存在を指摘するためである．クライエント中心のアプローチでは，これらの正式のルールを出発点として厳守しつつ，その枠組みを踏み台として「人と人」の関係を築いていく．セラピストの中にはこれらの基本的なルールの範囲を越える能力を持たない人もいる．また，セラピスト自身の家庭内不和や健康の問題等，治療上の二者関係に直接に影響しない事情により，一時的にこれらのルールの枠内に引き揚げる必要が生じる場合

もある．この間，セラピスト自身がクライエントとして治療的関係に入ることになるかもしれない．その場合，セラピストとして他人を助けることに伴って必然的に要求されるものをよく理解するカウンセラーを求めることになる．

では，クライエント中心のアプローチにおいて，目標，優先順位，行動等の混乱は起こり得るのだろうか．当然，他のアプローチ同様，しばしば起きる．クライエント中心のアプローチの特徴はこの混乱や対策にも窺われる．混乱は治療上の二者関係が，クライエントである人の価値観，目標，能力等から外れているときに起きる．クライエントである人の価値観，目標，能力等に限界はあるのだろうか．確かに，環境に内在する限界や治療上の二者関係を構成する人々や役割に見られる限界は常に存在するはずである．これらの限界は通常，合理的で，知ることができ，セラピストは理解している．セラピストはこの情報を治療上の二者関係に提供し，二者関係の健全で環境と調和のとれた発達を可能にする．また，適切なクライエント－セラピスト間の行動の手本を示すのはセラピストの務めである．なぜなら，クライエントは自分の役割に不慣れな反面，セラピストは経験豊かだからだ．治療的取り組みとはクライエントである「人」の発達を可能にすることである．治療的取り組みとは，限界に妨げられず，成長を助け，クライエントの能力と限界を受け入れ，その人の有能性を肯定することである．

クライエントである人の特質

クライエントである人には生得的な有能性への衝動が備わっており（White, 1971），これが作業役割活動に参加する動機づけとなる．同時に，作業療法過程（process）に参加する動機付けともなる．有能性発達の仕組みは他で記述しているが（Matheson & Bohr, 1997），簡潔にいうと，有能性は個人のエフェクタンシー：実行力（effectancies），役割のチャレンジ（challenges），そしてアフォーダンス：環境の資源（affordances）の接点で発達する．この三者関係を構成する第1要因の実行力は能力（abilities）に関するもので，人の即応力（immediate capacity to respond）と定義される．実行力は役割チャレンジ，つまり第2要因の刺激下にある能力を基礎としている．例えば，子供が野球のボールを投げる能力は幼児期から思春期まで自然に発達する．もし子供が野球チームに加われば，チーム内の役割に要求されることにより，この能力の発達は刺激される．役割要求により刺激されている能力が実行力：エフェクタンシーである．実行力は能力よりも急速に発達し，能力よりも高い水準に維持される．上記の例に戻って，もし子供がチームのピッチャーの役割につけば，投球の実行力は外野手である場合とは異なる率，水準，質で発達することになる．また，チーム内の各役割について，エフェクタンシー：役割即応実行力の水準がより高くなり，実行力と能力が異なってくる可能性も当然ある．子供が大人になり，実行力が役割要求の刺激を受けることがなくなって，実行力と能力が

一致すれば，実行水準は停滞し，年齢変化につれて徐々に低下していく．しかし，役割要求の刺激が続き，実行力が存続すれば，年齢変化はあっても長期間高い水準に留まるだろう．なぜ能力と実行力（affordances）の区別が重要なのか（訳注：原文のここの affordances は effectancies であるべき）．それは，能力が役割チャレンジの要求に依存しているということが，しばしば見過ごされているからである．エフェクタンシー：実行力という言葉を使うことで，積極的な作業活動から生まれる重要な質的な相違を指摘することができる．役割はチャレンジを生み，その要求は役割に取り組む人の能力／即応力を押し広げていく．成長は人が役割チャレンジに適応するにつれて起こり，作業有能性に貢献していく．作業有能性こそがあらゆる作業発達の原動力である．停滞と低下が起こるのは，退職による役割変化や負傷による障害等で，チャレンジが不在のときである．もし障害が能力の不足ということであれば，その治療は実行力：エフェクタンシーの開発にある．

　三者関係の第3要因は，人が自分の認識方法，経験，能力等に基づき，独自に認識している環境の資源：アフォーダンスである．環境アフォーダンスを役割要求と個人的資質／資源の格差を克服するために早期から使用することで，個人のエフェクタンシー：実行力をさらに開発することができる．有能性は，役割課題がエフェクタンシー：実行力とアフォーダンス：環境の資源を組み合わせて十分に実行されるとき達成される．有能性は，また，エフェクタンシーとアフォーダンスのバランスが安定的に持続し，作業役割チャレンジに十分に対応できるとき維持される．

　治療経験は不自然なことであり，通常は人の発達要因ではない．ほとんどの人にとって健康な発達にはセラピストの必要がない．従って，クライエントである人の付加的な特性，つまり療法への心理的な利用性を指摘しなければならない．人々には療法やセラピストに対していろいろな態度があり，これが治療的関わり合いに対する抵抗や拒否を招くこともある．そのような場合，個々のクライエントに見られる態度の違いに合わせて，その事実を関わり合いへの入口として尊重しつつ取り組まなければならない．クライエント側の対応次第で，治療的二者関係は活発化し，取り組みは捗ることになる．

環境の特質

　クライエントの環境には複数の側面がある．無害な側面，脅かされる側面，受け入れてくれる側面，サポートしてくれる側面等である．環境の無害な側面はクライエントに知覚されない．もし知覚されても，無害だと判断されれば，無視されることになる．環境に脅かされる側面はクライエントに知覚され，作業役割構成課題を完結することへの障害として理解される．環境の脅威的側面はクライエントによるこれらの課題の実行を挫折させ，制限し，妨げるかもしれ

ない．そこで，有能性を達成するためには，クライエントは脅威に対応しなければならなくなる．環境が受け入れてくれる側面とは，ほとんどの場合，クライエントが受動的に関わっている側面で，クライエントはこれを，脅かされもせず，特に役にも立たないものと知覚している．環境のこの側面は中立的だが，害がないわけではない．作業療法士が保健医療専門職の中でユニークなのは，その取り組みの焦点が有能性発達の環境的側面にあるという事実だ．例えば，Peter Jones（実在人物の仮名）の場合，15歳のとき，高校のフットボール試合で脊髄損傷（C5-6）を負い，四肢麻痺になった．Peterは必要な医療とリハビリテーションをすべて受け，家族や友人の素晴らしいサポートも得たが，鬱状態に陥り，内向的で自殺願望を持つようになった．彼の目には，周囲から受けた支援はフットボール選手に戻り，高校生に戻るという自分の目標に沿ったものと映らなかった上，彼には他に目標がなかった．Peterは有能性を示せる役割を発見できなかったことで，環境の資源：アフォーダンスも活用できなかったわけである．Peterは自分が戻れる役割があることに気づいていなかった．数年間の情緒不安を経て，彼はマウススティック・アーティストに紹介され，その媒体で自己表現を試みるよう勧められた．当初はあまり乗り気ではなかったが，試してみた結果，彼はそれが自分に取り組み可能な，意味あるチャレンジであることを理解した．その時点で，彼はそれまで無視していたアフォーダンス：環境の資源の多くを利用し始めた．アーティストとしての技能の発達につれて，彼の自己効力感はマウススティック技能の範囲を越えて拡大した．彼は再び家族と積極的に関わり合うようになり，学生に戻って，地域の短大で美術のクラスを取るようになった．彼は，また，若い男性に典型的な役割も徐々に再開した．これには夫と父親の役割も含まれていた．

クライエントの環境の構成要素として，セラピストはアフォーダンス：環境の資源も脅威も提供することができる．セラピストには生得の資質/資源（rescurces）があり，これらの資質/資源をクライエントが分かるように示さなければならない．クライエントがセラピストの資質/資源を理解しなければ，これらの資質/資源はアフォーダンスにはなり得ない．さらに，クライエントはセラピストを信頼するリスクを進んで負わなければならない．アフォーダンスになり得ると分かった資質/資源を利用するためである．クライエントがセラピストに，「私はいつも力になってくれるあなたの能力を大いに信頼している」と言えば，クライエントはアフォーダンスになり得る資質/資源を見つけたと同時に，それらの資質/資源に依存するリスクを負うに足る信頼性がセラピストにはあると判断したのである．このように，セラピストに固有の環境アフォーダンスもクライエントは利用できるのである．

クライエントの役割の特質

クライエントの役割の主な特徴は役割に意味があること，または意味があり得ることである．

役割の意味づけは役割の成果がクライエントの目的や目的をめぐって組織される目標にどの程度，適合するかに基づいている．さらに，役割が有能性の発達を刺激するには，役割にチャレンジがなければならない．役割に十分な刺激がない場合，あるいは逆に，圧倒されるような場合には，成長は起こらない．役割に十分な刺激がないと，退屈を招くことで一般にエネルギー水準が低下し，エフェクタンシー：実行力が徐々に衰えていく．逆に，圧倒されるような役割は自己効力感の代償不全や低下と同時に，リスクを伴う行動，探索，好奇心等の減少を招くかもしれない．これは，クライエントがチャレンジのある新しい役割任務を試みる際に，しばしば見られることである．このような試みは失敗に終わることも多い．失敗が学習経験として組み込まれ，治療要因の結果と見なされる限り自己効力感の代償不全や低下は限定される．役割の意味づけと役割チャレンジの適切度の間には力学的関係がある．つまり，人は，役割の意味が大きければ大きいほど，より大きなリスクを伴うより大きなチャレンジに進んで取り組もうとする．なぜなら，役割にそれほど意味がない場合よりも，個人的な報いがずっと大きいからである．

人・環境・役割の絆

エフェクタンシー：実行力，アフォーダンス：環境の資源，そしてチャレンジの接点で発達するのが有能性である．セラピストは，クライエントに適合することによってのみ，有能性発達の世話役を務めることができる．上述の通り，資質/資源がどこに由来するかには関係なく，個々の資質/資源はクライエントにより独自に意味づけされる．つまり，クライエントを理解しなければ，アフォーダンスも，チャレンジも，エフェクタンシーも十分に把握することはできない．というわけで，セラピストは，クライエントの視点を理解し，その真価を認める方法で，クライエントと関わり合わなければならない．

作業療法専門職の特質

作業療法専門職としてクライエントとの協力に成功するには，まず，意思の疎通：コミュニケーションを図らなければならない．その第1の務めは，クライエントに耳を傾け，クライエントの言い分を聞くことである．耳を傾けることは必要だが，2つの理由で十分ではない．まず，耳を傾けるだけでは必然的に不十分なこと．次に，発話その他のコミュニケーション方法が完全に目的を果たすのは稀であることだ．我々が自分の意味するところを正確に言うのは異例なことである．当然，クライエントも同じなので，セラピストはクライエントを助け，クライエントの意図するところを完全に理解できる方法で，意思の疎通を図らなければならない．

この点で，「アクティブリスニング」（積極的傾聴）の手順はとても役に立つ．つまり，聞き手が話し手に対して，自分の理解した話の内容をすぐにフィードバックし，明確化を求めるのである．さらに，セラピストは次の方法で有能性の発達を図っていかなければならない．
- 生得的能力の改善を通して，エフェクタンシー：実行力を改善すること．
- 能力・技能全般の改善を通して，エフェクタンシーを改善すること．
- 課題関連技能の発達を通して，エフェクタンシーを改善すること．
- アフォーダンス：環境の資源となり得る資質/資源で，利用可能なものを明確化すること．
- アフォーダンスになり得る資質/資源を開発すること．
- 資質/資源の使用を奨励し，そのアフォーダンス化を図ること．
- 意味のある，あるいは意味のありそうな役割を明確化すること．
- 意味のある役割の試行を奨励すること．

発達過程の概要

　役割要求を有能に満たしたいという衝動は人間本来の動機付けである．作業有能性（occupational competence）は作業の実行に関する役割充足度が一定水準に達していることを意味する．つまり，作業有能性は作業の実行が役割要求を満たすとき達成される．作業の実行は作業役割要求から生まれるチャレンジに応えることで，一定の有能性レベルに到達する．有能性はエフェクタンシー：実行力を環境との交流に応用すること，アフォーダンス：環境の資源を使って個人の社会文化的な役割がもたらすチャレンジに応えること，そして好結果を得ることに基づいている．各個人がエフェクタンシーとアフォーダンスを組み合わせ，自分にとって最も効率的な方法で役割課題を実行することである．有能性への衝動は，自己効力感に基づく成長のための動機付けを提供する．有能性の追求が成功していけば，課題有能性（task competence）開発の機会が生まれ，それが試され，作業の実行は課題有能性の水準に発達することになる．課題有能性が累積することで，役割有能性が生まれる．情緒的に健康な個人は，絶えず個人の資質/資源と環境の資質/資源を組み合わせて，役割有能性を獲得しようとする．この過程へのセラピストの貢献は，クライエントの目標とクライエントの自発的に治療的二者関係に関わろうとする意志によって導かれなければならない．

治療的関わり合いと動機付けの活用

　クライエントの治療過程への関わり合いは，治療目標である特定の作業役割に対する有能性開発の動機付けを維持できるかどうかに左右される．以下に示す技術はほとんどの状況でセラ

ピストには効果的だが，その効果の程度はセラピストにクライエント中心の焦点を維持する能力があるかどうかにかかっており，クライエントを全面的かつ積極的に受け入れる必要がある．

関わり合いへの招待

　クライエント中心のアプローチが他のアプローチと異なるのは，まず，クライエントの招待でセラピストが治療関係に参加してから取り組みに着手する点である．セラピストは進んでこの招待を求めるべきだが，決して招待があるものと考えてはならない．典型的な対話は以下のようなものであろう．

　セラピスト：お役に立てますか？
　クライエント：分かりません．何をなさるんですか？
　セラピスト：作業療法士はあなたのように重傷を負った人の生活の立て直しを助けます．私としては，あなたの日常生活と関係のある目標をいくつかあなたと一緒に設定し，それに向けて作業を始められればとても楽しいと思いますよ．そういうことで何かお役に立てるでしょうか？
　クライエント：ええ．でも，私の目標っていったい何なんでしょう．私に何ができるのかもよく分かりません．
　セラピスト：それは大丈夫です．まず，やる気ですよ．

　この会話でセラピストは参加への招待を求めると同時に，作業療法士の役割とセラピスト自身の治療関係に対する目標を伝えている．このような招待の求めは，最も効果的な治療関係であれば，心理療法であれ，作業療法であれ，薬物乱用カウンセリングであれ，どんな種類の関係にも必ず見られるものである．常にクライエントがセラピストを関係に招き入れなければならない．ここでは対話は招待に帰着し，関わり合いの過程が展開することになるが，招き入れをもたらさない対話も当然あり得る．次を見てみよう．

　セラピスト：お役に立てますか？
　クライエント：助けは要りません．
　セラピスト：でも，治療のためにあなたは私のところへ送られてきたんですよ．治療目標で大切なのは，家では自分で自分の世話ができることですから，一緒にそれをやってみましょう．そういうことで何かお役に立てるでしょうか？
　クライエント：そうですね，自分で自分の世話ができなければね．
　セラピスト：そうなんです．じゃあ，早速始めましょう．

　この会話では，セラピストがクライエントの「助けは要りません」という言葉を無視し，もっともらしい治療目標を強引に設定してしまうが，これはいったい誰の目標なのだろう．多分，ある時点で，クライエントは不本意ながらこの目標を受け入れることになるのだろうが，相互

に尊重できる治療関係，つまりクライエントに適合する目標へ導きそうな関係を確立する機会は見逃されてしまった．やり直してみよう．

　セラピスト：お役に立てますか？
　クライエント：助けは要りません．
　セラピスト：何か必要なものは？
　クライエント：分かりません．
　セラピスト：始めるときは大抵そうなんですよ．
　クライエント：というと？
　セラピスト：大抵の人は何をしたいのか分からずに始めるんです．
　クライエント：で，何をするんですか？
　セラピスト：いろいろなことをします．以前したことで，もうできないと思っていることを話す人もいるし，怪我をする前にしていたことをまたしたいと，一生懸命な人もいます．また，混乱していて何を考えていいのか分からない，と言う人もいるんですよ．

　セラピストの関わり合いへの招待の求めは，クライエントである人の事情，「助けは要りません」により拒絶された．これに対するセラピストの反応，「何か必要なものは？」はクライエント中心である．最後の，クライエントに似た状況に置かれた人々の話は，広範囲にわたる行動を肯定するもので，クライエント自身の気持ちや行動に対してもセラピストは肯定的であり得るという理解に役立つ．この肯定的な態度はクライエント中心ではない治療関係や個人間関係には見られないもので，これがクライエントをセラピストとの関係に向けて動かすことになる．すべてのクライエントがそう動くとは限らないが，作業療法におけるクライエント中心のアプローチは意味のある関わり合いが生まれる確率を大いに高める．もしそうでなければ，セラピストは関わり合いが生まれていないことを認識し，その原因を究明しなければならない．原因が判れば，セラピストは事態に耐え得る．クライエントに関わり合いへの準備ができていないのかもしれない．そうであれば，セラピストはクライエントの許可を得て，クライエントを定期的にモニターすることが大切である．また，クライエントを別のセラピストに譲る必要があるかもしれない．関わり合いが生まれない理由は，クライエントがこのセラピストを受け入れようとしないことかもしれないからである．セラピストはこれを個人的に受け取ってはならないし，クライエントを難しくて非協力的と見なすこともならない　我々にはすべて好みがあり，中でも一番重要なのが関わり合う相手に対する好みなのである．クライエント中心の過程ではこの好みがクライエントとセラピスト双方により尊重されなければならない．

　作業療法におけるクライエント中心のアプローチでもうひとつ重要なのは，「セラピストである人」に肯定されることは「セラピスト」に肯定されることよりも価値がある，という事実である．クライエントの視点からは，「人」に肯定される方が当然，信頼性が高くなる．治療

的二者関係の情緒的要因により確認できるからである．さらに，気持ち，態度，行動等の肯定は，セラピストがクライエントの作業役割有能性について次回与える肯定を，クライエントにとってより強力で意味あるものにする．

最も望ましいのは，クライエントの作業役割有能性がクライエント役割の範囲を越えた役割で肯定されることである．例えば，親，配偶者，労働者，学生等の役割である．作業療法の素晴らしい特質のひとつは，これらの非クライエント作業役割がセラピスト－クライエントの二者関係の範囲内にあるという点である．この優れた特質は他の専門職には見られない．クライエント中心のアプローチをとるセラピストは，そうではないセラピストに比較して，クライエント役割を越えた作業役割の重要性を強調する治療経験を取り入れる可能性がはるかに高い．

目標設定の手順

第5章と第6章で論じたように，クライエント中心の実践に欠かせないのは，クライエントによる治療目標となる作業実行の課題の明確化である．これにはいろいろな方法がある．クライエントが現在の目標を確認し，評価し，それらに優先順位をつけ，さらなる目標の開発に備えるのを助ける方法のひとつが，目標設定手順である．この手順で，クライエントは短期間に計画作成のしっかりした基礎を身につけ，自分の動機をよりよく理解できるようになる．目標設定はクライエントが将来の方向を確立し，計画作成のための合理的基準を開発し，そして自分の地域社会から肯定的なフィードバックを受け取るのに役立つ．これが治療との取り組みを捗らせる．クライエントにとって何が重要かに焦点を合わせ，クライエントを取り組みの対等なパートナーにするからである．これはクライエント中心の実践以外，達成は困難である．目標設定の手順には4つの段階があり，各段階は以下の順序で完了されなければならない．

1．構造化されたインタビュー

セラピストとクライエントは静かな部屋で会う．職場環境で，相手が成人なら，セラピストはクライエントに，「あなたが仕事に一番求めるのは何ですか？」と聞く．「あなたが退職に一番求めるのは何ですか？」というような質問は年長者向きで，10代の若者なら，「来年は学校で何をしたいの？」となる．質問は状況に応じて変えることができるが，役割関連の，将来へ向けたものでなければならない．セラピストはクライエントの反応を批評や判断なしで記録するが，クライエントと協力して以下の規範を満たす，個人目標声明の一覧表を作成する．
- ある目標は，生活をより満足できるものにするある課題についての，他と区別できる，完結した，分かりやすいコミュニケーション：意志の伝達である．各目標は完結した，しかし簡単な文章で提示される．
- 各目標は現在，あるいは未来時制で記載される．

- 各目標は理解しやすく，曖昧ではない．
- 各目標は肯定文で述べられる．否定文は記載されない．「私は時給8ドル以下は望まない」あるいは「私は両親と一緒に暮らしたくない」というような目標は認められず，肯定文で言い直さなければならない．「私は少なくとも8ドルの時給を望む」や「私は一人でアパートに住みたい」と言い直せば，目標として認められる．

2．優先順位の作成

　個人目標一覧表の各目標声明はセラピストとクライエントにより作成されるたびに記載されていく．12件から15件程度の目標が記載された時点で，リストはクライエントに示され，クライエントは目標のうち最も重要性の低いものを選ぶよう求められる．実際のところ，すべての目標が重要性を持つのだが，クライエントがすぐには気づかない固有の優先順位があるかもしれないからだ．クライエントが最も重要ではない目標を選んだ後，セラピストは同じ手順を続け，クライエントに残りの目標の中から最も重要性の低いものを選ぶよう勧める．この「否定的優先順位づけ」には，いくらか意外性も伴うかもしれない．この選択過程のある時点で，クライエントは決めることができず，「これらは全部，重要だ」と言うかもしれない．そういう場合，セラピストは辛抱強く，クライエントに残りの目標の中から最も重要性の低いものを選ぶよう励ますべきである．セラピストは，クライエントが言うように，残りの目標はすべて重要であることを肯定しつつ，残りのうちひとつは他のものより重要性が低いと主張すればいい．この逆優先順位づけでできあがる目標リストには，最も重要性の高い目標から最も低いものまでが，番号順に挙げられている．

3．重要な他者との見直し

　この優先順目標リストのコピーがとられ，オリジナルはクライエントに手渡される．クライエントはこれを家に持ち帰り，少なくとも一人の重要な他者とリストを見直す．クライエントは目標について，適切と思われる変更はいくつでもするよう言われている．目標の追加と削除も含まれる．目標の順位，また，言い回しを変えてもいい．クライエントは一定の見直し期間の後，リストを携えてセラピストと再会する．

4．目標設定文書の作成と発表

　見直し済みの目標リストを持ってクライエントが戻ると，正式なリストの作成にとりかかる．表7-1は正式な目標リストの一例である．

　正式の目標リストのコピー20枚がとられ，クライエントに手渡される．クライエントはそれをできるだけたくさんの人に配布するよう求められるが，セラピストと取り決めた一定数以

第7章

表 7-1
目標リストの例

Mary Jones の目標リスト
1997 年 1 月 27 日
1. 子供たちのために健康保健に加入すること．
2. 安全な仕事に就くこと．
3. 安定した職を持つこと．
4. 子供たちにいい通学着を着せること．
5. 私の車を修理してもらうこと．
6. 月 2200 ドルの収入を得ること．
7. 子供たちに尊敬されること．
8. 神と強い絆を持ち，毎週，教会へ行くこと．
9. 毎年，少なくとも一回は，カリフォルニアの家族を訪ねること．
10. 職場の同僚たちに尊敬されること．
11. 子供たちの学校のボランティアになること．
12. デートを再開すること．
13. 自分のために素敵な服を買うこと．

下であってはならない．これはクライエントにとって非常なチャレンジを伴う経験かもしれない．その一方で，非常に報われる可能性もある．クライエントは目標リストを，他の治療担当専門職，大切な家族，友人，元の同僚や仕事仲間に配るよう勧められている．コピー1枚はクライエントの自宅の目立つ場所，冷蔵庫のドアや洗面所の戸棚に貼るのがいい．セラピストはこの課題が実際にやり遂げられるように仕組まなければならない．クライエントの多くはこの局面を無視し，完遂しない傾向がある．数千人のクライエントとの経験はこの課題が鍵であることを証明している．クライエントはこれまで，自分自身の重要部分を多くセラピストに明かしてきたわけで，セラピストがクライエントの目標を真剣に受け取り，尊重すればするほど，クライエントの行動はセラピストにとって望ましいものになっていく．同様に，クライエントが自分の目標を正しく評価し，尊重できればできるほど，リハビリテーション過程は促進されることになる．

作業の自己探索

セラピストはいくつかのアプローチを使って，労働への参加に不安を感じるクライエントが作業課題を探るのを助けることができる．作業的取り組みの職業的側面に焦点を合わせる最善の方法のひとつは，「自発的探索（Self Directed Search）」（Holland, 1985）の使用である．これ

はクライエントが行うもので，セラピストが提供するテスト用の小冊子と手引書を使う．この手順は「ホランド作業類型システム（Holland System of Occupational Types）」（Holland, 1973）に基づいている．John Holland は人々の仕事に対する興味の分類方法を開発した．6つの異なる作業類型に関する興味の分類方法である．これら6類型はいろいろな方法で組み合わせ，それぞれが異なるように調整することができる．この分類法は最新の興味目録（interest inventories）その他，仕事関連の興味分類の多くに使われている．

　クライエントによる作業類型の明確化と職業探索を助けるもうひとつのアプローチは興味目録の使用である．目録をクライエントにどう提示するかによって，クライエント中心の手順になり得るものだが，「自発的探索」の場合よりも得点と目録解釈への依存度が増すことになる．とは言っても，一貫してクライエント中心の立場を保ちたいセラピストには有効なアプローチである．最も高く評価されている興味目録は「キャリア評価目録（Career Assessment Inventory: CAI）」（Johansson, 1986）である．CAI には数版あるが，各版ともホランド・システムに基づいている．これらのアプローチは，クライエントが分類法で整理されたキャリアや仕事の情報源を広く利用できるようにするという点で，治療的関わり合いを促進するものである．

機能，能力，適性テスト

　作業療法士はまた，クライエントの機能，能力，適性等の開発を通して，クライエントの治療的関わり合いが育つのを助けることもできる．事実，これは作業療法士に固有の重要な利点で，他の保健医療専門職種にはほとんど見られないものである．職業分野ではこれは通常，正式なテスト，例えば「機能評価（Functional Capacity Evaluation）」あるいは「仕事能力評価（Work Capacity Evaluation）」を通して達成される．この分野においてセラピストがクライエントの発達をどの程度まで進められるかは，セラピストの学問的背景と専門職としての訓練にかかっている．これらのテストの多くは，有能なテスト実施者を確保するための規準に従い，出版元の管理下に置かれている．セラピスト向けの参考文献としては，Asher（1996）と Matheson（1996）によるものがある．機能評価は，能力の喪失や限界に焦点を合わせるのではなく，クライエントにできることを基盤にしたクライエントの教育に使用することで，治療的関わり合いを促すことができる．

　作業療法士は，能力を発見し肯定するためのテストと，いくつかの方法を使って職業探索をすすめることができる．例えば，「職業展望ハンドブック（*Occupational Outlook Handbook*）」（U. S. Department of Labor：米国労働省, 1996）のような参考資料を目標設定の手順や作業探索，機能，能力，適性テスト等の結果と合わせて使用することで，クライエントによる職業上の選択肢の明確化を大きく捗らせることができる．これらの職業上の選択肢はクライエントの目標や資源の観点から考慮でき，正式のリハビリテーション計画の基礎となり得る．こうして

生まれた計画は，極めてクライエント中心のものなので，クライエントの興味，積極的な関わり合い，そして動機付けを維持していくと同時に，家族，介護提供者，リハビリテーション費用を負担する機関等の支援を取りつけられるものと思われる．

　作業療法における「人」中心のアプローチは，治療技術および関わり合いや自己探索を促す評価過程によって促進されよう．このアプローチ成功の主な特徴は，取り組みがクライエントのニーズから生まれることであり，このニーズは相互の信頼と尊重が培われてきたクライエント中心の治療的二者関係の中で表現される．このような関係は専門的な実践の場では，多くの場合，達成が困難である．しかしながら，これらの関係は，クライエントを一人の「人」として捉えることによる強力な治療効果にとって，価値ある，有効な媒体となる．結論として，クライエント中心の取り組みは，あらゆる介入を普遍化し，リハビリテーションの効果を増強し，拡大していくことになる．

文献

Asher, I. (1996). *Occupational therapy assessment tools: An annotated index*. Bethesda, MD: American Occupational Therapy Association.
Bandura, A. (1989). Human agency in social cognitive theory.*American Psychologist 44,* 1175-1184.
Bandura, A. (1990). Conclusion: Reflections on Nonability Determinant of CompetenceIn R. Sternberg & J. Kolligian (Eds.). *Competence considered*. New Haven, CT: Yale University Press.
Baum, C. (1991). Identification and use of environmental resources. In C. Christiansen & C. Baum (Eds.). *Occupational therapy: Overcoming human performance deficits*. Thorofare, NJ: SLACK Incorporated.
Beck, A. (1976). *Cognitive therapy and emotional disorders*. New York: New American Library.
Ellis, A. (1979). *Reason and emotion in psychotherapy*. New York: Stuart.
Holland, J. (1973). *Making vocational choices: a theory of careers*. Englewood Cliffs, NJ: Prentice-Hall.
Holland, J. (1985). *The self-directed search*. Odessa, FL: Psychological Assessment Resources.
Johansson, C. (1986). *Career assessment inventory*. Minneapolis, MN: National Computer Systems.
Kirschenbaum, H., Henderson, V. (Eds.) (1989). *The Carl Rogers Reader*. New York: Houghton Mifflin.
Maslow, A. (1968). *Toward a psychology of being*. Princeton, NJ: Van Nostrand.
Maslow, A. (1971). *The farther reaches of human nature*. New York: Viking.
Matheson, L. (1996). Functional capacity evaluation. In G. Andersson, S. Demeter, & G. Smith (Eds.). *Disability evaluation*. St. Louis: Mosby Yearbook.
Matheson, L., & Bohr, P. (1997). In C. Christiansen & M. Baum (Eds.). *Occupational therapy: Enabling performance and well-being*. Thorofare, NJ: SLACK Incorporated.
Rogers, C. (1961). *On becoming a person*. Boston: Houghton Mifflin.
Rogers, C. (1980). *A way of being*. Boston: Houghton Mifflin.
Seligman, M. (1975). *Helplessness: On depression, development and death*. New York: W. H. Freeman.
Seligman, M. (1991). *Learned optimism*. New York: A. A. Knopf.
U. S. Department of Labor (1996). *Occupational outlook handbook*. Washington, DC: United States Government Printing Office.
White, R. (1959). Motivation reconsidered: the concept of competence. *Psychoanalytic Review, 66,* 197.
White, R. (1971). The urge towrds competence. *American Journal of Occupational Therapy, 25*(6), 271-274.
White, R. (1974). Strategies of adaptation: An attempt at systematic description. In G. Coelho, D. Hamburg, & J. Adams (Eds.). *Coping and adaptation*. New York: Basic Books.

第8章 クライエント中心の作業療法：
協業によるプランニング・責任ある介入

Karen Whalley Hammell, MSc, OT(C)

　本章は，作業療法介入中に生じる事柄が，クライエント中心の実践の原則を確実に反映するようにするための方法に焦点を当てている．作業療法における「介入」とは，意味のある作業を用いて，作業遂行のある側面に効果的な変化をもたらすために働きかけるプロセスである (Canadian Association of Occupational Therapists, 1997)．この章では，介入を，プロセスとの関係から，また，このプロセスを支えている価値を考慮しながら探求する．ある「プロセス」は，「ひとつの進歩している状態，ひとつの物語，一連の行為や出来事，そしてひとつの変化の連続である」(*Chambers Twentieth Century Dictionary*, 1972)．このダイナミックな推移は，実践のためにクライエント中心のアプローチが必要であるという価値観がその本質であり，クライエントの価値観，成功とリスクのための支援，クライエントが特定したニーズの促進，および情報の相互交換を伴う開放的コミュニケーションを尊重する．

　クライエント中心の実践が象徴する介入のための哲学的アプローチは，介入の有意味性を保証することと関係する．この章では作業療法介入のプロセスを，伝記，人生の崩壊，および物語を通して，障害の文脈と意味に関係づける．目標設定，動機付け，倫理，自律性，および現代の成人の学習理論が，リハビリテーションプロセスの基礎となっている．介入と成果測定 (outcome measurement) は複雑にリンクしており，クライエント中心の原則が，成果測定とプログラムの評価にどのように組み込まれているかについても考察する．基本的にクライエント中心の作業療法介入は，情報の交換に依存している．これはこの章を通して繰り返されるひとつのテーマである．

作業療法介入のための文脈の理解

　リハビリテーションプログラムは伝統的に，生活世界 (life-world) に関係のない技能を教え，また介入のための戦略の開発を探求してきたが，それはあらかじめ決められたスケジュールに固執するものであった (Hammell, 1995a)．このように，「個人の日々の日課 (routines) と

義務を維持するために必要」な能力に取り組む代わりに（Keith, 1995, p.77）クライエントは，実社会の文脈においてはすぐに不要なものとなってしまう技能を教えられてきた（Rogers & Figone, 1980；Weingarden & Martin, 1989；Yerxa & Locker, 1990）．クライエントの診断名は同じでも，介入はその特有な環境，ライフステージ，および個人の目標に適用可能でなければならず，さらに障害が本人にとってどのような意味を持ち，また，本人の人生においてどのような位置を占めるかを考慮しなければならない．

社会学者は，病気や障害は「中断された人生の軌道」と見ることができると示唆した（Strauss & Glasser, 1975）．これは人生が過去から未来への連続性をもって進行しているという感覚を引き起こす有用な隠喩（metaphor）を提示する．病気や障害は，ひとつの崩壊的な人生経験としても特徴づけることができ，そこでは日々の生活の習慣的活動と構造が混乱する（Bury, 1982）．この人生の崩壊は，人生計画，習慣，目標，価値，および意味に対する意識的な注意を要求する．特に，個人の生活世界で当たり前と考えていたことを失うことになる．哲学者 Husserl と Schütz は，生活世界（life-world）は「日々の生活の意味を構成する信念，前提，価値，文化的習慣の範囲」であると概念化した（Kögler, 1995, p.488-489）．

民族学の記述は，年配者は自分の過去のアイデンティティを保ちこれらを未来へ持続するために大変な努力を払っていることを示唆している．世間の目の中に自分の低くなった地位を感じ，彼らは以前のアイデンティティを，おそらく職業，家族，あるいは親業（parenting）に基づいて呼び起こし主張することによって，過去の生活との連続性を示そうとする（Cohen, 1994）．この人生の連続性への関心について Giddens（1991）は，人間は自らの過去と未来の生活を，自分が物語の作者となることを通してつなぎ合わせようとする，とした．この人生の連続性と再構築というプロセスは社会的文脈の中で起こり，作業療法の介入を行う上で重要な意味を持つ．

作業，人生（biography），および人生の崩壊（biographical disruption）：文脈と意味

Corbin と Strauss（1987）は人生の3つの主要な側面として，身体，自己概念とアイデンティティ，そして人生の時間（時間的適応）を提示したが，これらの問題は作業療法の中心でもある．作業療法の基本的前提のひとつは，作業への従事，または個人の日々の活動の輪郭が生活満足感に関係する，というものである（Yerxa & Baum, 1986）．作業は，「時間，エネルギー，興味，および注意の使用」と定義され（Wilcock, 1993, p.1），ひとつの社会的，文化的な文脈の中で遂行され，そして個人の意味がしみ込んだものである（Law, 1991）．実際，「作業の実施とそれらの作業についての物語的解釈」を通してアイデンティティが表現されると言われ

ている（Jackson, 1995, p.676）．

　人生の崩壊という隠喩を，病気，怪我，または障害が，人生計画，課題，および活動の習慣的パターンを妨害または破壊したからというところまで広げて，人々は自分の活動の「作者」になる必要性を話し，また自分自身の人生をコントロールすることを再主張する．人々は，その日常的作業を「選択し，形づくり，構成すること」によって，統制感（sense of control）を獲得するといわれている（Clark & Jackson, 1989, p.74）．Bury（1991）は，人生を考えるとき，意味と文脈は容易に切り離すことはできないと述べた．経験は，個人の生活の文脈によって影響を受け，また，病気や障害の経験と意味をつくる働きをする特有な社会的，文化的，物理的，経済的，政治的，法律的環境によって影響を受ける（Healh Services Directorate and the Canadian Association of Occupational Therapists, 1993；McColl, Law & Stewart, 1993）．

　病気や障害を崩壊的な人生の出来事と捉えることは，作業療法士が個人とその家族の生活歴の崩壊の意味を考えるように促す．このように介入は，単に生物学的な状態に向けられるのでなく，人間の動機，価値，信念，および個人にとっての障害の意味の世界にまで向けられる．（例えば）脳卒中，重度の頭部外傷，または脊髄損傷を負った者では，障害を負ったまま半永久的に人生がもとの形には戻らない（Mattingly, 1991a）．人生の再構築は人生に連続性と意味をもたらすことを目的とし，病気や障害が生活に織り込まれて統合され，人生の主題ではなく織り地の一部となるようにする（Corbin & Strauss, 1987）．崩壊や喪失に関する問題に優位に焦点を当てるよりも，もっと有用な戦略として示唆されるのは，クライエントが連続性のある要素を特定しそれに取り組むのを作業療法士が援助することである．

　高位脊髄損傷者の最近の研究では，連続性というテーマが繰り返し想起された．家族のサポートについて話をする人々は，家族がクライエントを障害前と変わってないと見ており，できることに制限はないと考え，普通のライフスタイルで生活することを励まし，制限の範囲内でリスクを負って以前の興味を追求するよう励ましていると述べた．作業療法士としては，機会の探索を励ましリスクを負うことを促す家族の態度と対比して，一般的に悲観的に捉える保健医療専門職とのコントラストに気づくのは恥ずかしいものがある（Hammell, 1997）．

　これはリハビリテーションにおける家族の重要な役割を示している．Buryの理論から推定して，障害者の身近にいる他者の人生の崩壊的経験を考えるのは難しいことではない．リハビリテーションの実践者は，一人の明瞭に特定されたクライエントのニーズにすべての注意を向け，例えば，パートナー，両親，または子供の相互に関係するニーズを無視したり，見過ごしているとしばしば非難されてきた．クライエント中心の実践では，クライエントのみに注意や介入の焦点を当てるように求めることはない．障害，悪化，または他の出来事によって密接に影響を受ける人々もクライエントとなり得，彼らの相互に関係するニーズは，介入過程の一部として考慮されなければならない．

第 8 章

人生と叙述（biography and narrative）

　叙述は人間の動機や行為の様相を理解するための強力な方法を与えるという指摘をする学際的文献が増加している（Helfrich, Kielhofner, & Mattingly, 1994）．叙述は，経験が提示され再認識されるひとつの形態であり，活動はそれに関与した人々が感じる意味の重要性に従って描写される（Good, 1994）．「挑戦を受けた個人の叙述」（Helfrich, & Kielhofner, 1994, p.321）（崩壊した人生）は，クライエントが自分のライフストーリーを再構築，再確認，再方向づけするか，さもなければ未来へ向けて続けることを求める．その内容が豊かであれば，叙述は障害の経験が社会・文化的枠組みの内部でどのように形成されるかを理解するための枠組み，観察された行動の背後にある意味，人生における治療と目標の意味を提供する（Robinson, 1990 ; Monks & Frankenberg, 1995）．「叙述は，行為と出来事という外部の世界と人間の意志や動機という内面の世界をつなぐことによって現実感覚をつくる」（Mattingly, 1991b, p.999）．叙述に対する注目は，介入の焦点を身体的または情緒的「問題」から，その問題が生活に及ぼす意味と影響へとシフトさせた．

　Kielhofner と Mallinson（1995）は，インタビューの文脈内で叙述を促すための有用なガイドラインを提案した．非形式的な，半構成的インタビューテクニックは作業療法士が日常的に行っており，特定の質問様式は叙述的反応を引き起こすことができ，それは，出来事についてのクライエントの解釈を示す価値と意味に関して深い洞察をもたらす．例えば，人生の方向転換に関する質問は，人生の出来事の重要性とそれがクライエントにとってどのような意味を持つかについての叙述的データを引き出すかもしれず，それによって，価値観と動機付けを洞察することができる．介入の成功はセラピストとクライエントが展望を共有できる度合いに依存するが，仮に急性期ケアや短期的状況であっても，叙述的質問（narrative questioning）の利用によってこれが促進されるのは明白である．介入のための協業的な計画立案では，個々人の社会的役割と期待，人間関係，文化的および環境的文脈を考え，さらに，これらの要因が障害後も継続している活動と中止した活動にどのように影響するかを考えなければならない．

　Helfrich と Kielhofner（1994, p.321）は，クライエントの叙述に注目することがどのように作業療法の介入の意味への洞察を与えるかを示し，躁鬱病になったあるジャーナリストが作業療法の活動を，地域社会における彼の生活を取り戻すよりも，患者としての人生にぴったりの「屈辱的な迂回路」として経験したことについて述べている．Mattingly（1994）は，治療的叙述におけるあるエピソードとしてのクライエントとセラピストの出会は，クライエントの大きなライフストーリーの中のひとつの短いストーリーであると述べた．

　Williams（1987, p.98）は，「障害による習慣的活動の崩壊は，日々の生活に結合力を与えていた'意味の網'を取り去ることである」と示唆した．この「意味の網」こそ，これまでの介

入の基礎となる伝統的な評価方法では把握できなかったものである．作業療法士は評価した内容を治療する．もし，評価がセルフケア技能に基づくものであれば，それらが介入の全面的な焦点になり，それらの活動が個人にとってどのような価値を持つかは関係ないことになる．クライエント中心の評価は，例えばカナダ作業遂行測定（COPM）（Law, Baptiste, Carswell, Polatajko, & Pollock, 1994）のように，叙述（narrative）を励まし促すツールの使用によって可能になった．カナダ作業遂行測定は，クライエント自身が明らかにした問題を確かめ，クライエントの社会文化的，組織的，物理的環境に焦点を当て，現在の遂行能力に関するクライエントの満足度を考慮するものである（Law, Baptiste, Carswell, Polatajko, & Pollock, 1994）．このような方法によって，もしも評価の焦点がクライエント独自の人生，個人の目標，役割，および価値に向けられれば，治療プログラムは彼らの情緒や身体的状態ではなく，個人の人生に向けられるようになるであろう（Hammell, 1994a, 1994b）．

精神性（spirituality）：伝記と意味（biography and meaning）

作業療法士は，明らかにセルフケア活動を伝統的に優先し，余暇や生産性に関する作業は相対的にみれば無視されてきた（Hammell, 1995a）．おそらくこれは，人生の満足や生活の質の体験は，セルフケア課題を遂行するための能力と密接に関係するとの信念の反映であろう．これは，高度の身体的自立（または能力障害の低さ）が，高い生活満足度と正の相関を持つことを前提にしている．しかし，身体障害者を対象とする研究は，障害（disabilities）（または身体的独立度）の程度と生活満足度との間には関係がないことを見いだしている（Abela & Dijkers, 1994 ; Cushman & Hassett, 1992 ; Fuhrer, 1996 ; Fuhrer, Rintala, Hart, Clearman, & Young, 1992 ; Kirchman, 1986 ; Krause & Dawis, 1992 ; Lindberg, 1995 ; Nosek, Fuhrer, & Potter, 1995 ; Siösteen, Lundqvist, Blomstrand, Sullivan, & Sullivan, 1990 ; Crisp, 1992 ; Whiteneck, Charlifue, & Frankel, 1992）．事実，自殺率は，高位脊髄損傷者や重度機能障害者よりも，脊髄不全損傷者や対麻痺者の方が高い（DeVivo, Black, Richards, & Stover, 1991）．さらに，多くの研究結果は，セルフケア領域よりも，仕事と余暇領域の作業が健康に影響を与えることを支持している（Law, Steinwender, & LeClair, 印刷中）．従って，成果の予測は障害の身体的側面によるのではなく，またセルフケア技能を自立して遂行できる能力によって生活満足が予測できるものではないということができよう．むしろそれは独自の環境の中で，個人の伝記の中に，個人的意味を吹き込みながら，障害を持って生活するという心理社会的な問題なのである．それゆえにTrieschmann（1988）は，リハビリテーションチームはクライエントが朝ベッドから出る動作を行うための技能の獲得に焦点を当てるのみならず，彼らがなぜそれをするのかという自分の理由を見つけるのも助けなければならないと示唆している．

作業療法士は，精神性が作業療法実践の土台を支える基本的要素のひとつであることを明ら

かにした．精神性は作業療法士によって，「日々の人生における意味の経験」（Urbanowski & Vargo, 1994, p.89）と定義された．精神性の考察は「人間性がその人生の姿と意味に反映されることを認める」（Health Services Directorate and the Canadian Association of Occupational Therapists, 1993, p.7）．Campbell（Obson, 1991, p.16）は，生活の意味は「あなたがそれを何のせいにしようとも」，すべてその人が持ち込んだものであることを観察した．このように，人は自分が経験する意味を自分の人生の中で定義するのである．実存主義哲学者のSartreは，個人の生物学的，心理学的，社会的，および経済的状況は人生の偶然の事実であるが，しかし一個の意識する存在として，個人はこれらの事実に与える意味を選択する，と述べた（Lavine, 1984）．作業療法士は，精神性は個人の内面からと，その人独自の意味を定義するときに個人に影響を与える環境の力の両方から起こるものであることを認識している（Canadian Association of Occupational Therapists, 1994）．

Kirsh（1996）は，クライエントがその生活の意味と目的をどのように経験しているかの理解を，作業療法介入における叙述的アプローチがどのように可能にするかを示し，生活の個人的意味を発見する必要があることを強調している．作業療法の介入が取り組まなければならないのは意味のこの次元である．

作業療法介入のための協業的計画

クライエントと作業療法士による協業的目標設定（第5章に既述）は，介入プログラムを，クライエントが価値をおき実際に使いそうな技能の習得に向けることを確認する．これはさらに，介入がクライエントの変化（例えば，時間管理技能の学習）または環境の変化（例えば，公共交通機関への差別のないアクセスの唱導）に適切に向けられているかどうかの分析を可能にする（Hammell, 1995a；Jongbloed & Crichton, 1990；Hammell, 1994c）．クライエント中心の介入の基礎をなす哲学は，自立生活運動（Independent Living Movement：IL運動），即ち，社会的公平の獲得と自分自身の生活を完全にコントロールすることをめざす人々による障害者横断的（様々な障害者を結集した）な社会運動の哲学と一致する．自立生活運動にはいくつかの基本的な原則があり，それには消費者によるサービス供給の選択，真の独立と自己決定の本来的な構成要素として「リスクを冒す権利」，および，すべての人々が自分自身の人生をめざす権利と自分自身のライフスタイルを選択する権利が含まれている（Oxelgren, Harker, Hammell, & Boyes, 1992）．

残念なことに文献には，クライエントとセラピストの目標の間に不一致がある例が多数見られる．初期のある研究では，対麻痺と四肢麻痺の人々の作業療法目標と，その担当作業療法士の作業療法目標について調査している．作業療法士とそのクライエントはかなり異なる目標を

特定しており，特に四肢麻痺者とそのセラピスト間の不一致は顕著であった（Taylor, 1974）．地域社会で生活している頭部外傷者あるいは脊髄損傷者の心理社会的状態を調査した最近の研究によると，セラピストとクライエント間の介入目標の相違はよく経験されるものであることが明らかになった．一人の妻は「脊損センターでは，大事なことは移動できることだと思っているの．主人はいまだにできないけれど，そんなことはどうでもいいこと．彼はハッピーだし私もハッピーよ．もっと大切なことがあるわ」と述べた（Hammell, 1991）．

　彼女の夫は自分で移動したいという望みもなければ必要もないということに同意した．移動は彼の学習計画にはない技能であったが，セラピストたちは彼は学習すべきであると考えていた．これは，かなりの機会費用（opportunity cost）がかかることを意味し，さらに，責任問題を引き起こす．明らかにセラピストはクライエントに対して責任を果たしていない（クライエントの希望を権力で覆そうとした）のみならず，無駄な徒労に費やされた専門職の時間に報酬を支払わなければならなかった支払い機関に対しても責任を果たしていない．自分の状況に関する彼の説明（彼は研究者に，椅子から落ちることへの圧倒する恐怖のため自分で移動しようとする気持ちは全く起きなかったと述べた）に加えて，このクライエントの生活世界について何か学ぶべきもっと有用なことがあったのは明らかである（彼は経済的にとても豊かな境遇にあり家族の支持も抜群であり，そのため一人で移動するような必要がなかった）．この出会いの再構成は，さほど難しくはなく，彼の生活世界，価値，および目標に向けて方向づけた治療プログラムに変えることでできる．

治療的関係：プロセスとパートナーシップ

　クライエントの生活の日常的現実を基盤とし，またクライエントが決めた問題に取り組むという臨床実践を達成するための努力は，作業療法士に専門家の姿勢を放棄することを求める．これは，セラピストに責任の放棄を求めることでもなければ責任の放棄を許すことでもなく，むしろ「プロセス」に重点をおくこと，即ち，相互交流，交渉，コミュニケーション，および情報交換に重点をおくことを求めるのである．Peloquin（1990）は，治療的相互交流について述べているが，この場合セラピストは，相互関係の上に築かれ，信頼，コミットメント，および尊敬によって特徴づけられた関係を育む．この関係はクライエントがセラピストを資源として利用するのを励ます一方で，セラピストがクライエントの関心事を理解することを可能にする．クライエントが可能性を予測し価値ある目標を立てるのを可能にするために，作業療法士は技能と資源を最大限に持ち経験的知識と学術的知識を提供しなければならない．

　作業療法は，個人の人生に深く関わるものとして有用であると見なすことができよう．不名誉な自叙伝の「僕はクッキーを焼くためにここに来たのではない」という題名の章で，Rick

第8章

Hansen は，15歳の少年である彼にデザインされた作業療法プログラムについて述べている．クッキーを焼くことは彼の目標に一致する活動ではなく，彼の10代の人生に起こった麻痺の意味にも関係がなく，彼は参加しなかった（Hansen & Taylor, 1988）．同様に，文化人類学者の Robert Murphy（1987）は，自分の人生に起こった病気と麻痺の衝撃について描写し，作業療法では自分はよくやったが，活動のいくつかは「馬鹿馬鹿しい」と思ったと報告した．意味，関連性，または報酬のない活動への参加を期待するのは確かに無礼なことである．

クライエント中心の介入はセラピスト中心の介入よりも時間がかかるのではないかという懸念が表明されている．しかし前述の事例は逆の見解を例示している．即ち，セラピストの時間の有効な使用は，現実にはコストを安くし，エネルギーも少なくし，そして責任性を高めるのである．

脊髄損傷の人々は，受傷後に「何らかの貢献をする（contribute）」ことができなくなったことへのフラストレーションを表現し，この能力と，自分には価値があるという感覚ないし価値を認められることとを結び付けた（Hammell, 1997）．対麻痺を持つこのクライエントはリハビリセンターで，ルームメイトの四肢麻痺の若者のために大きな木の新聞立てを作ることに決めた．この作業への参加には意味と報酬の両方があり，また自分には価値があるという感覚を生み出したばかりでなく，バランスと上肢の筋力を増強する機会を提供した．

イギリスの研究に，国立脊髄損傷センターから退院したクライエントの経験を調査したものがある（Oliver, Zarb, Silver, Moore, & Salisbury, 1988）．幾人かは，リハビリテーションのプロセスは非常に統制的で，そのプログラムは「石の板に彫刻する」(p.24)かのようであり，個々人は「線を刻む」ことを期待されていた(p.24)と述べた．ある人は，リハビリテーションは「コンベアーベルトのよう」(p.79)であると述べ，別の人は「ある一定のことをするための標準的な手順」(p.79)と述べた．全体として，「参加者各人の好みに対して敏感に反応することは，作業療法サービスの適切性に改善をもたらすであろう」(p.80)と考えられた．この研究における，最も肯定的な反応は好奇心をそそる．かつてクライエントであった人は，彼のセラピストがいかに自らの権威と統制を確信を持って放棄し，共同参加をひとつのパートナーシップと捉えたかについて述べた．「難しい患者」(p.80)（というのは，そのクライエントにはやりたいことがはっきりしていたからである！）であったと言いながらも，彼は自分たちが患者の問題を解くために一緒に取り組んだと説明した（Oliver, Zarb, Silver, Moore, & Salisbury, 1988）．

作業療法はその定義から，他のサービスとは異なる基礎哲学を持っていると言われるかもしれない．作業療法が「セルフケア，生産性，およびレジャー領域における作業遂行に特に関わりのある活動」（Healh Services Directorate and the Canadian Association of Occupational Therapists, 1993）へ向かう介入をめざすのに対し，他のサービスは，その本質において遂行要

素を標的にしており，クライエントの生活世界の文脈から逸脱しがちである．さらに作業療法介入の成功は，その人の機能障害，その機能障害が経験される社会的文脈，およびその人がこの経験を意味をなすものにするために利用できる意味づけとの間の，複雑な関係の理解にかかっている．

　クライエントが作業療法サービスを長期的な基盤によって利用できるように柔軟性を増すことによって，より敏感な介入を行うための可能性を高めることができ，地域社会へ戻る前にクライエントが本質的なすべての技能を学ばなかったのではないか，というセラピストの不安を和らげてくれる．このことは，セラピスト側ではなくクライエント側の環境的背景で行われるフォローアップの予約とクライエントによる依頼（self-referral）の増加によって促進することができよう．セラピストが好む規則的な勤務スケジュールは，企業で働いていたり，通学しているクライエントの外来通院を明らかに妨げる．より柔軟なサービス，例えば週末や夕方にセラピストが対応できれば，クライエントの協議事項（制度的組織に対するクライエント中心のアプローチ）に合わせる助けになる（Hammell，1995a）．

協力と従順か，または協業と自律か？

　リハビリテーションスタッフは伝統的に，方針，慣習（routine），および介入に従順なクライエントを好む．しかし，従順であることはクライエントが最も関心を持っていることではないかもしれない．従順は個人が意味のある目標を達成することにとって最善の属性ではなく，また協力は退院後の自立生活を予測させるものではない（Hammell, 1995a）．外的に賦課された日課に従順であることは，その人が自分自身の健康に責任を負い，問題解決を促進し，あるいは自己管理的（self-directive）行動の推進を可能にすることではない（Tucker, 1984；Trieschmann, 1986）．実際，もしクライエントが自分自身の問題を定義（define）することを許されなかったり，問題解決プロセスに携わることができなければ，圧倒的な無力感と自己決定の喪失は，事実上，不服従の形をとるかもしれない（Pollock, 1993）．

　ある人々に対しては，セルフケア技能がリハビリテーション期間の主な目標となり，この目標を達成するために，クライエントの能力と可能性を道具とテクニックに合致させるために，あらゆる努力が払われるであろう．また別のクライエントは，物理的，社会的，文化的，経済的条件が異なる生活環境にいるかもしれず，他者と課題を共有して別の作業に関する目標のために時間とエネルギーを使いたがっているかもしれない（Hammell, 1995a）．目標の計画に影響を与えるクライエントの人生（biography），文化的背景，社会経済的状況，および価値観に関するはっきりした理解がなければ，セラピストはクライエントがまさに必要としている技能を正確に予測することはできない．

　私は，作業療法介入はその個人にとって意味のあるものでなければならず，また介入計画は

協業的プロセスでなければならないと提案してきた．出版された記事からの短い事例はこの議論に重みを与えている．しかし，セラピストが重要であると考えているセルフケア技能の学習にクライエントが参加するのを拒む場合，セラピストはこのアプローチに疑問を抱いてきた．伝統的に，成果の評定はクライエントが実際に行っていることよりも，クライエントができることで測定されてきたため，セラピストの介入プログラムはたとえ非常に適切ではなかったとしても，非常に成功しているかのように見えた．しかし，実際にセルフケア技能を習得して退院した事例を調査した研究は，個人の優先順位に基づいて時間とエネルギーを再調整していることを示す発見をしている．多くの人たちが，セルフケア自立を維持する努力を中止し，もっと満足できることの追求に携わることを選んでいた（Rogers & Figone, 1980；Weingarden & Martin, 1989；Yerxa & Baum, 1986；Yerxa & Locker, 1990）．

介入への人生の影響（intervention informed by biography）

セラピストの技能と知識が最大限になるのは，個々のクライエントが利用でき達成し得る可能性と機会に関して，情報と経験を共有するときである．RoheとAthelstan（1982, 1985）は，最近脊髄損傷になったばかりの人々の職業的興味を調査し，数年後にその研究のフォローアップを行った．受傷後平均8年で，脊髄損傷の人々は芸術と社会的関わり合いの領域に興味のレベルを高めていた．さらに，受傷前に持っていた興味も減少していないことが明らかになった．そのためこの研究者たちは，リハビリテーションの専門家は以前の興味を調べ，それらの興味が大きく変わることはないだろうと仮定し，「身体的にはもうできないが，持っている興味に作用するような援助工夫の戦略」を行うことを提案した．（Rohe & Athelstan, 1985, p.141）．これは介入がクライエントの半生によって影響を受けることの確認となる．

大衆紙に掲載された興味ある事例がある．俳優のChristopher Reeveは，高位レベルの脊髄損傷受傷後に，再び芸能界に情熱と関心を示し，アニメの声優やテレビドラマの監督を手がけた（Entertainment Weekly, 1996）．また同じように，アイスホッケーの選手であった脊髄損傷の青年は，自分のチームの試合のビデオテープ分析に時間と能力を再集中し，コーチが次の作戦を立案するのを補佐した．これによって彼は，ベッドで過ごさねばならなかった時間を最大限に活かすことができ，彼の愛するアイスホッケーとチームにまだ価値ある貢献ができるという気持ちを持つことができるよう勇気づけられた．担当の作業療法士は，ビデオデッキとテレビを一人で操作できるような環境制御装置の選択を行うのに関わった．

Ozer（1988）は，介入計画の立案にクライエントが参加するのを助けるためのプロセスを示した．彼は，まず平易な言葉を用いてクライエントがその介入から何を得たいかを尋ねることから始めること，それによってクライエントは目標と関心事を見いだすことができると示唆した．この方法が失敗した場合には，セラピストは一連の多肢選択の質問をしてクライエントが

答えを選ぶようにすることができる．それでもうまくいかない場合は，セラピストが答えを示してクライエントに賛成か不賛成かを聞く．Ozer は，計画立案のプロセスはクライエントの参加を引き出すために最大限に選択の幅を広げるべきであり，これが失敗した場合にのみ多肢選択方式や誘導式を用いるべきであると提案した．クライエントがあらかじめ他者によって決められた計画に従うといった「選択権がない」ことには決してしないという唱導がされた．

Ozer のアプローチでは，電動車椅子を選ぶ際のプロセスと（Curtin & Clarke, 1997），コンピュータールームでの学習ニーズを決定する場面が文書化された（Curtin & Powell, 1997）．後者の場合，セラピストは初回の訓練時間を操作の紹介にあて，その後クライエントは，自分の興味，ニーズ，および目標に基づいて何を行いたいかの計画と方針の立案に積極的な役割を担うよう勧められた．セラピストは，クライエントが様々なアクセスのオプションを比較し評価し，自分自身の問題点を特定し，情報を見つけ，行動の方向性を考えて決定し，結果を評価するように励ます．その結果，セラピストは問題解決型の学習プロセスを促し，そこではクライエントは「疑問」をはっきりさせるように励まされ，また答えを見つける責任を持つのである（Hammell, 1995a, 1995b）．

このような協業的アプローチは，身体的に障害のある成人クライエントにのみ関係があるようにみえるかもしれない．しかし，身体，精神，および発達障害を持つ人々のニーズと要求との間には著しい類似性が認められ，そのうち最も顕著なことは，コントロールと自己決定への願望と，意味ある活動と役割に従事したいというニーズであった（Pentland, Krupa, Lynch, & Clark, 1992）．例えば，精神障害者は現実的で個人的に意味があると感じている課題に比べ，刺激が低く挑戦的要素がほとんどない場面では低レベルで機能するであろう．しかし，これまでの研究は，クライエントと専門家が見いだすニーズにはかなりの違いがありがちなことを示唆している．「専門家だけが信じ得るとされるシステムでは，人々は自分自身の人生を自らコントロールすることから引き離されてしまう」（Pentland, Krupa, Lynch, & Clark, 1992, p.129）．これは，作業療法が達成しようと明示している目的とは逆のことである．

障害を持って地域社会で生きていくことがどのような意味を持つかを，深く理解している作業療法士は少ない．確かに，これは一部のクライエントの以前からの苦情であった（Hammell, 1991）．サービス供給のモデルは，新たな問題が生じたり，新しい技術や装置が必要になった場合に，地域社会において迅速で専門的な援助を可能にするものでなければならない．これによって，クライエントにはより速やかなサービスが提供でき，またセラピストはクライエントの人生の文脈において障害がどのような意味を持つかをさらに学ぶ機会を得るのである（Hammell, 1995a, 1995b）．サービスをクライエントの環境を軸として行えば，家族や友人の関わりを促進することもできよう．もしリハビリテーションとは，自分自身の環境の文脈内で障害と共に生きることを学ぶプロセスであると解釈されるならば（Trieschmann, 1988），それは作業

療法介入を行う枠組みとして最適の文脈であると考えることができる．意味に注目する場合は，その中で意味が形づくられ，活動が目的的に経験される独自の環境を考慮することが必要になる．

動機付け（motivation）

クライエントと作業療法士の積極的協業には，コミットメント，尊敬，および動機付けが必要である．最近の執筆者たちは，クライエント中心の哲学に特に関連が深いものとして，動機付けに関する考えを述べている．動機付けは，従来から内的欲求と見なされており，「動機付けの欠如」は，治療に協力しないクライエントに対する侮蔑的な表現であった．「動機付けに欠ける」というレッテルを貼られたクライエントは，失敗者として，だめな人として捉えられたし，積極性に欠け，時間の浪費と見なされてきた（Hammell, 1995a）．ある報告は，精神科のコンサルテーションに処方された女性患者のケースを引用しているが，その処方の理由は「その病院のリハビリテーション部門が彼女のために設定した短期，長期目標のいずれも達成できなかったから」であった（Steinglass, Temple, Lisman, & Reiss, 1982, p.261）．ここで，誰の価値，ニーズ，および優先順位がこれらの目標の基になっているのか，また，目標を再評価することが適切でしかるべきことだったのではないかと考えてみることには価値がある．問題が常にクライエントに起因するわけではない（Hammell, 1995a）．

研究者たちは，動機付けの評価におけるひとつの重要な要素として環境の検討を始めてきた．現代哲学によれば，リハビリテーションプログラムへの積極的参加に動機付けられていない人々は，彼らが取り組むために選んだものに，リハビリテーションが何ら報酬をもたらさない場合である．さらにもしクライエントが，目標と介入が，他者，即ち強者によって決められたと知った場合は，これらの目標達成に向けて努力をしなくなりがちである．クライエントによる目標選択は「動機付けを持たせる有効な手段」と考えられてきた（Cook, 1981, p.11）．これは逆にいえば，クライエントとセラピストの目標に対する展望が異なれば動機付けは損なわれるのであり，実際に「治療環境がクライエントの目標を踏みにじり，リハビリテーションの効果が得られなかった」ということになる（Cook, 1981, p.11）．

動機付けが協力と同一であると見なされることはよくあり，もし誰かがセラピストの目的に協力していればその人は動機付けが高いに違いないという暗黙の仮定がなされる．義務を怠る非協力的な人は動機付けがないというレッテルを貼られる．しかし現実には，自分が価値をおく目標に向かって取り組むのであれば強く動機付けれられるかもしれず，一方，他者がその人の問題を決めて適切なゴールはこうであるべきだと定義したら，クライエントは拒否するかもしれないのである（Hammell, 1995a）．

「変化をもたらすのに必要な身体的または精神的努力の量，即ち'変化費用（change cost）'」が，起こり得る成果に対するクライエントの価値観と釣り合わない場合は，動機付けは低くなるであろう」との示唆がされている（Hammell, 1994a, p.47）．

これは，作業療法の目標や活動でクライエントにとってほとんど価値を持たず，その人生にとって重要でないと評価されたものは，動機付けの低い，成果の乏しいものになるであろうことを意味する（Jordan, Wellborn, Kovnik, & Saltzstein, 1991）．Abberley（1995, p.227）は，クライエントの現実の視点をセラピストのそれに合わせるための適合プロセスに作業療法士が主に関与していることを観察し，「作業療法の理論では，このプロセスは教育的と見なされる」とした．文献に示された事例は，作業療法士の優先性に基づいた介入は失敗することを示している．クライエントにとって意味のある目標設定または変化費用に値する目標を設定するにあたって，作業療法士がクライエント自身の関心事，価値，目標，さらに，その人生における障害の衝撃や意味について把握することは，根本的に重要なことである（Hammell, 1995a）．従って，真の協業モデルをめざして評価と介入計画立案について力関係を再調整することは，パートナーである両者にとって動機付けのレベルを高めることになろう．

「動機付けは……精神性とリンクしており，行動の基本として，人の意志を引き出し保つことの必要性を認識する」（Health Services Directorate and the Canadian Association of Occupational Therapists, 1993, p.7）．

作業療法士は，挑戦と技能とのバランスをとるような治療活動を利用しようとする．クライエントにとって，環境から与えられた挑戦が，自分の能力や技能と釣り合いがとれたものである場合，活動に従事している経験の質は最も肯定的なものになることが観察されてきた（Csikszentmihalyi, 1993 ; Csikszentmihalyi & LeFevre, 1989）．

このプロセスは，第1頸髄（C1）損傷の男性四肢麻痺者の次の記述によって分かる．

> 「それは別に僕が世界に火を放とうとしたというようなことではありません――人は何か挑戦してそれで満たされるような（occupied）何かを見つける……それに向けての小さな歩みを僕はとった――でもたくさんの小さな歩みをしました……小さくして，しかしすべて成功するように一つ一つ積み重ねました――こうして僕の夢はだんだん大きくなりました．」（Hammell, 1997）

学習性/教育性無気力（learned/taught helplessness）

学習性無気力の理論では，人は自分の人生と出来事をある程度コントロールできると感じない限り，何かしようとする努力をやめるであろうと述べている（Seligman, 1975）．もし，治療環境がクライエントに対して，協力的で従順で受け身の態度を求めれば，このことがクライエ

ントの無気力を誘発し，クライエントは障害に関する目標設定，介入計画，および意志決定を，専門家に依存するよう教育される．これは教育性無気力と名づけたほうが適切であり，こうしてその原因を学習者ではなく，教育者に帰するものとする（Hammell, 1995a）．

作業療法士は，自立をひとつの価値あるリハビリテーションゴールであると捉えている．残念ながら，これは一般にセルフケア技能における身体的な自立として狭義に定義されてきた．私は自立を次のように定義することを提案する．即ち，従属しないこと，完全なる自己統治，自分のために考え行動すること（*Chambers Twentieth Century Dictionary*, 1972）である．自立した人は，問題を特定でき，計画を立て，それに向けて行動でき，もし必要があれば他の人に自分のケアを依頼できる人である（Hammell, 1995a）．自立とはこのように身体的能力というよりも心の状態として見られるものであり，この特質は目標設定，優先順位づけ，および進行状況のモニターに積極的に関わることによって身につくものである．教育性無気力は，医源性であり，成功したリハビリテーションとは正反対のものである．このように，意味ある活動の欠如と社会的孤立は，長期間のケア環境における教育性無気力の原因とされてきた．この「医源性の施設生活病」（Lorimer, 1984, p.62）は，食事時間や家具の配置に関する個人的選択を取り入れたり，入居者の委員会を立ち上げたり，意志決定の責任を持たせる，といった方法を用いて減少させることができよう（Lorimer, 1984）．

年配者はとりわけ，抑鬱，無力，暇（disengagement）であるという特徴によって，学習性無気力を助長しやすいとされる（Hooker, 1986）．疲労に対する耐久力の減少に新たな技能，習慣，および行動の習得の困難さが加わる（Hammell, 1995a）．しかし，クライエント中心の実践の哲学が年配のクライエントではその重要性が低いということは全くない．McKinnon（1992）は，カナダの年配者は一日に，7.5時間を余暇活動に使っていると報告しており，従って作業療法介入は，主として余暇活動の興味の探索と社会化の機会の探求にあてられていた．早い時期から協業によって意味ある目標と行動を明確化することが，無気力とスタッフへの依存傾向軽減の助けになろう（Hammell, 1995a）．

クライエント中心の実践と教育－学習プロセス

成人に対する教育では，相互過程の中で学習者が積極的な参加者になることが必要であり，一連の情報と技能に対して受動的な受け手であってはならない．教育とは，およそ質問することによって自信が備わり，およそ答えを見つけることによって責任が備わるものであるから，従って，学習が成功するのはそれが自分自身のニーズとゴールであるとクライエントが感じるものに関することのみである（Hammell, 1995b）．セラピストは「我々は教えようとしたのに，彼らは学習しなかった」と不満を述べてきた（McVeigh, 1989, p.263）．実際には，これらのク

ライエントは価値に欠ける不適切なものとして学習経験を捉え，反抗していたのかもしれない（Jordan, Wellborn, Kovnik, & Saltzstein, 1991）．

　教育のプロセスは，障害が各個人にとってどのような意味を持つかをセラピストに教えるものであり，またそれと同様に，生きがい（rewarding）と満たされた（fulfilling）ライフスタイルをどのように達成するかをクライエントが学習するための援助をするものでなければならない（Hammell, 1995b）．専門家の資質には，2つの構成要素があるといわれている．第1の側面は，専門職の正しい知識と技術を的確に保持することであり，第2の面は「患者の実生活に入り込む能力で，それによって患者のニーズに合わせて必要な技術を仕立てる」のである（Crepeau, 1991, p.1024）．クライエントにはそれぞれ異なった生活世界があるため，障害の経験についても見方が異なるということに関して，Crepeau（1991）は作業療法介入のあるセッションについて述べている．これは，クライエントがセラピストに四肢麻痺の経験について教えることが，ちょうどセラピストがクライエントに四肢麻痺を持ってどのように機能するかを教えることと同じになる，という相互作用である．セラピストは，クライエントの問題について自分の定義を押し付けようとはせず，むしろクライエント自身の障害に対する解釈，意味，および経験をセラピストに教える機会をつくった．Crepeauは，セラピストが一方で自分が持っている知識を伝える会話を保ちつつ，どのようにしてクライエントにテノデーシス握り（tenodesis grip）を使う練習の活動を導入し，同時に座位バランスの改善を促したかについて解説している．セラピストはそれまでの経験や考えを伝える一方で，同時にクライエントを励まして自分の考えや体験を話させ，クライエントとセラピストの両者は，お互いの知識の概要を確認し修正できたのである（Crepeau, 1991）．

　伝統的に客観的で，中立的で，科学的と見なされていた知識は，実体験から導かれた専門知識よりも優れているという特権を与えられてきた．クライエント中心の実践は，クライエントの経験的知識とセラピストの学問的実践的知識という，2つの知識形態を利用しようとする．Schön（1983）は，保健医療の専門家に対して，知識をクライエント個人の生活と経験の枠組みおよび文脈の中へ位置づけるために，クライエントと生きた会話をするよう促した．

　人間は，自分自身で問題を明確化し，行動の道筋を決め，そして自分が決めたことの結果を自分で評価する（これが最も大切である）際に最良の学習をするとされてきた（Coles, 1989）．これがクライエント中心の作業療法介入を特徴づけ，これが，評価，介入，成果測定におけるクライエント−セラピストのパートナーシップを必要とさせる．

　地域での生活は，障害者に対して意義のある挑戦を求める．これらの挑戦に最も成功裡に立ち向かえるのは，自分の幸福（well-being）に責任を持ち，知識を実用的に活用し，問題を創造的に解決するように励ましを受けた人々である．リハビリテーションの核にあるものは，学習プロセスである．成果は，教えられた技能を，あらかじめ決められたチェックリストに換算

することによって測定することはできず，むしろクライエントによって示された自立性と自己決定によって評価される（Hammell, 1995b）．

倫理とクライエント中心の介入

　保健医療における倫理的意志決定は，理論的倫理を道徳的問題に適用するということである．最近まで，ヒポクラテス的伝統が保健医療界では優位であり，クライエントの一番の関心事は何かという問題に対して専門家とクライエントの意見が食い違った場合は，クライエント側の意見は置き去りにされてきた．現代の倫理では，能力を持った（competent）クライエントは意志決定者であり，介入を拒否することが可能で，リスクを持って生きる権利があるとしている．この権利は，もしクライエントの望んだ治療が無駄であったり，他者へ害を与える場合には破棄されることもある（Jonsen, Siegler, & Winslade, 1998）．自律を基盤とする（autonomy-based）倫理観の基本は，インフォームドコンセントの問題となる．倫理的な問題は，第9章で論議する．しかし，クライエント中心の実践の哲学は，作業療法独特のものでもなければ，単なる仕事のやり方（操作方法の選択肢）でもない．むしろ，今日の生物医学的倫理が，クライエントの自律性尊重という原則を求めているのである．

　私は，現代の生物医学的倫理を形成した原則となる考え方は，作業療法や保健医療提供者の間で行われるクライエント中心の実践を強く支持するものであると考える．しかし，個人とクライエントの自律を尊重するには，高い水準の情報交換が必要である．作業療法士には，「選択し得る複数の方針に伴うオプションやリスクを，可能な限りクライエントに知らせるという，倫理的道徳的責任がある」（Health Services Directorate and the Canadian Association of Occupational Therapists, 1993, p.5）．

成果の測定（outcome measurement）

　責任性（accountability）についての要求は，作業療法士が介入の効果を明らかにすることを求める．しかし，成果測定について論じ，用い，また吟味しているといくつかの基本的な疑問点が生じてくる．例えば，作業療法介入の価値や成功を理解するために測定が貢献できるのは何か？　測定は何の，誰の価値を表しているのか？　我々は誰に対して責任を示そうとしているのか？　その測定はクライエントの目標に関連した成果を反映しているであろうか？　同様に，クライエント集団を長い目で見て，選ばれた成果測定が，障害，不利益，疾患を持って生きる経験に関するセラピストの知識の拡大にどのように貢献するのであろうか？

　Bauer（1989, p.199）は，リハビリテーションサービスは「一時的あるいは永久的能力障害

という結果に至る機能障害を持つ人々に対する，社会的責任の表現である」と述べている．

　成果測定は，クライエントが，立てた目標に沿う作業療法介入の成果や結果や影響を評価することによって，責任を示し，効果を明らかにすることにコミットするものでなければならない（Canadian Association of Occupational Therapists, 1991）．作業療法介入は，評価，フォローアップ，プログラム評価が密接に絡み合って構成されている．従って，クライエント中心の実践に対する哲学的コミットメントが，サービスの提供と責任性のこれら各側面に影響を与えるであろう．

　日常生活活動（ADL）――これはセルフケア活動の婉曲的な言い方である――の評価は作業療法士の主要な業務のひとつとされてきた．しかし，実際には，障害者や多くのセラピストがADL尺度の絶対的なバイアスに疑問を抱いている．採点法は，ある活動がどのように行われなければならないかに関する価値判断を表している．例えば，もしセルフケア活動を行うためにある道具を使った場合には，低い点数がつけられることが多い．高位脊髄損傷の四肢麻痺者でありながら，他者を管理し指示して自分のケアをしてもらうという自立生活のライフスタイルをとっている人は，ふつう0点になってしまう（Law, 1993）．例えば，有名なCraig Handicap Assessment and Reporting Technique（CHART）（Whiteneck, Charlifue, Gerhart, Overholser, & Richardson, 1992）では，どのような助けであれセルフケア活動を補助してもらった場合は，ある程度のハンディキャップ（低得点）の指標として採点されるが，しかし（例えば）更衣を手伝ってもらうことを選んだ人は，時間とエネルギーを無駄にしないでもっと生産的で個人的に価値のある活動を選択していることになる．この選択を，依存と決めるのは誰の価値観なのだろうか（Hammell, 1995a）．さらに，成果測定がクライエントの関心を反映しているのか，またはどちらかといえば優位な文化の伝統的価値観と役割期待を反映するものなのかを考える必要がある（Hammell, 1995a）．多くの人々にとっては，機能的自立よりも相互依存のほうが高い価値を持っているかもしれないのである．

　障害を持って生活することによる長期的影響と主観的経験を探索する試みの中で，研究者たちは生活満足感を測定する方法を利用し始めた．しかし仮に主観的報告を引き出したとしても，これらはふつう「研究者が押し付けた生活の視点」による主観的な評価である（Day & Jankey, 1996, p.46）．生活を評価される側の人々は，自らの生活の評価にあたって，どのような価値が考慮されるべきかを伝える手段をほとんどまたは全く持たない．ある集団を測定するために開発された生活満足度検査が，非常に異なる集団に対して問題ないものとして応用されるのは珍しいことではない．例えば，脊髄損傷者の生活満足度の評価法を探した結果，多くの研究者は老年学の文献から評価法を借用してきた．Dunnum（1990）は，高齢者向けの「生活満足度」尺度を18歳という若いグループに用いている．「生活満足度指数（Life Satisfaction Index）」（Neugarten, Havighurst, & Tobin, 1961）は，カンザスシティに住む健康な中流階級の生活の

質を測定するために作られたものである．これを改良したLSI-A指数は，高齢者の調査に使用され，65歳以上を対象とする調査（Adams, 1969）には最も適していると考えられているが，一方，いくつかの研究では脊髄損傷の若いクライエントの調査にも使用されている（Crisp, 1992；Fuhrer, Rintala, Hart, Clearman, & Young, 1992；Rintala, Young, Hart, Clearman, & Fuhrer, 1992）．脊髄損傷者の年齢の中央値が25歳であり，一般的に19歳で最も多く発生するという事実に注目して考慮すべきである（Stover & Fine, 1986）．さらに，一方で高齢者は女性のほうが多いのに対し，脊髄損傷者は85％が男性である．研究者たちはこれらの評価方法の利用を支持できるような，例えば年齢や性差が生活満足度の決定には影響がないといった仮説を明確に示しておらず，また年配女性のために開発された評価法を若い男性に用いた場合の肯定的なスコアが有意味な結果であるという確証もない．

　作業療法士はその主要目標が，クライエントの生活の質を高めることであると言うことが多い．しかしほとんどの場合，作業療法介入の影響や価値を判定するための成果測定は，機能的達成度に焦点が当てられてきた．このことは，例えば一人で着替えをしたり，関節の可動域を増したり，両手動作を行う能力が，生活の質の向上を示しているという信念の反映なのであろうか（Hammell, 1995c）．あるいは，特定の遂行要素を測定することによって成果を判定するという目的は，現在の作業療法実践と介入を正当化し有効にする手段なのだろうか（Eisenberg & Saltz, 1991）．ほとんどの測定方法は，その課題が現実世界の文脈で実際に行われているかどうかよりも，課題遂行能力を評価するものである．例えば，WeingardenとMartin（1989）は，C6レベルの四肢麻痺の研究対象者が，時間とエネルギーを要するという理由で，実際には可能であるが，自分で着替えを行う者は誰もいなかったと報告している．このことは，重要な倫理的問題を提起する．成功したリハビリテーションプログラムとは，クライエントによって達成された身体的な自立のレベルが著しく向上した場合であると考えられることが多かった（Carey, Seibert, & Posavac, 1988；Woolsey, 1985；Yarkony, Roth, Heinenmann, & Lovell, 1988）．もし，プログラムの主眼が，クライエントにとってほとんど価値のない（しかしサービスとしては好まれる）技能を教えることにおかれたとしたら，プログラムの目標は誰の利益のために設定されるのだろうか（Hammell, 1995a）．実際のところ，我々は誰に対して責任を果たそうとしているのだろうか．

　COPM（Law, Baptiste, Carswell, McColl, Polatajko, & Pollock, 1994）はクライエント中心という焦点と作業療法の目標と効果を，社会参加，生産性，価値のある余暇の追求と機会の拡大に伴うクライエントの満足によって位置づけようと意図したものである．COPMは，環境の文脈の中で，セルフケア，生産性，レジャーに関連した作業遂行を可能にする技能的要素の考察を助ける．文脈あるいは個人に特有な環境状況が，障害や疾病の体験と介入の位置づけを構成する．COPMは，クライエントとセラピストが一緒に目標を定めたり，戦略を練ったり，介入

を計画したり，結果を評定するための方法である．これはクライエントの人生，生活世界，価値，および目標の探索を助けるための道具，即ち有意味な作業療法介入の文脈を作業療法士にもたらした重要な進歩を示す評価法である．

結論

　作業療法における介入は，作業遂行の変化を促進するための仲介のプロセスである．介入は，作業療法過程の一要素であり，評価，プログラム立案，フォローアップ，プログラムの評価と切り離して捉えることはできない（Canadian Association of Occupational Therapists, 1991）．クライエント中心の作業療法介入は，クライエントの人生にとって障害や病気がどのような意味を持っているかの理解を要求し，セラピストはクライエントと協業することによって目標を確認し，介入戦略を計画し，進歩を測定し，成果を査定することが求められる．カナダ作業療法士協会は，作業療法介入に必要な5つの基本的な要素を特定した．それは，精神性（意味に関係する），動機付け（精神性と深く結びついている），クライエント中心のパートナーシップの根本をなす治療的関係，教育－学習プロセス（一方向性のプロセスでなく，双方向性のやりとりを行う），そして倫理である．この5つの要素は，この章の基礎となっている．クライエント中心の作業療法介入は自律と自己決定という倫理的原則と合致するものである．さらに，クライエントのために作業療法士が設定した目標にクライエントを従わせることは，それが最善に行われた場合でも，無意味であることが示唆された．最後に，セラピストは自分が評価したことに関して治療するという傾向があるため，評価と成果測定は，クライエント中心の作業療法介入の原則に基づくものでなければならない．

文献

Abberley, P. (1995). Disabling ideology in health and welfare—the case of occupational therapy. *Disabil Society, 10,* 221-232.

Abela, M. B., & Dijkers, M. (1994). Predicting life satisfaction among spinal cord injured patients one to three years post injury (abstract). *Journal of the American Paraplegia Society, 17,* 118.

Adams, D. L. (1969). Analysis of a life satisfaction index. *Journal of Gerontology, 24,* 470-474.

Bauer, D. (1989). *Foundations of physical rehabilitation: a management approach.* Edinburgh: Churchill Livingstone.

Bury, M. (1982). Chronic illness as biographical disruption. *Sociol Health Illn, 4,* 167-182.

Bury, M. (1991). The sociology of chronic illness: a review of research and prospects. *Sociol Health Illn, 13,* 451-468.

Canadian Association of Occupational Therapists (1991). *Occupational therapy guidelines for client-centred practice.* Toronto, ON: Author.

Canadian Association of Occupational Therapists (1997). *Enabling occupation: an occupational therapy perspective.* Ottawa, ON: Author.

Carey, R. G., Seibert, J. H., & Posavac, E. J. (1988). Who makes the most gains in in-patient rehabilitation? An analysis of functional gain. *Archives of Physical Medicine and Rehabilitation, 69,* 337-343.

Chambers Twentieth Century Dictionary (1972). Edinburgh: W&R Chambers Ltd.

Clark, F. A., & Jackson, J. (1989). The application of the occupational science negative heuristic in the treatment of persons with human immunodeficiency infection. *Occupational Therapy Health Care, 6,* 69-91.

Cohen, A. P. (1994). *Self-consciousness. An alternative anthropology of identity.* London: Routledge.

Coles, C. (1989). Self assessment and medical audit: an educational approach. *British Medical Journal, 299,* 807-808.

Cook, D. W. (1981). A multivariate analysis of motivational attributes among spinal cord injured rehabilitation clients. *International Journal of Rehabilitation Research, 4,* 5-15.

Corbin, J., & Strauss, A. L. (1987). Accompaniments of chronic illness: changes in body, self, biography and biographical time. In J. A. Roth & P. Conrad (Eds.). *The experience and management of chronic illness: Research in the sociology of health care,* Vol. 6. Greenwich, CT: JAI Press.

Crepeau, E. B. (1991). Achieving intersubjective understanding: examples from an occupational therapy treatment session. *American Journal of Occupational Therapy, 45,* 1016-1025.

Crisp, R. (1992). The long term adjustment of 60 persons with spinal cord injury. *Aust Psychologist, 27,* 43-47.

Csikszentmihalyi, M. (1993). Activity and happiness: towards a science of occupation. *Occup Science, 1,* 38-42.

Csikszentmihalyi, M., & LeFevre, J. (1989). Optimal experience in work and leisure. *Journal of Personality and Social Psychology, 56,* 815-822.

Curtin, M., & Clarke, H. (1997). Choosing a powered wheelchair: the choice of a client dependent on a ventilator. *British Journal of Occupational Therapy, 60,* 156-160.

Curtin, M., & Powell, H. (1997). Responding to individuals in the computer resource room. *British Journal of Occupational Therapy, 60,* 461-462.

Cushman, L. A., & Hassett, J. (1992). Spinal cord injury: 10 and 15 years after. *Paraplegia, 30,* 690-696.

Day, H., & Jankey, S. G. (1996). Lessons from the literature. In R. Renwick, I. Brown, & M. Nagler (Eds.). *Quality of life in health promotion and research.* Thousand Oaks, CA: Sage.

DeVivo, M. J., Black, K. J., Richards, J. S., & Stover, S. L. (1991). Suicide following spinal cord injury. *Paraplegia, 29,* 620-627.

Dunnum, L. (1990). Life satisfaction and spinal cord injury: the patient perspective. *Journal of Neuroscience Nursing, 22,* 43-47.

Eisenberg, M. G., & Saltz, C. C. (1991). Quality of life among aging spinal cord injured persons: long term rehabilitation outcomes. *Paraplegia, 29,* 514-520.

Entertainment Weekly (1996). A new direction. *Entertainment Weekly, 15 Nov,* 32-37.

Fuhrer, M. J. (1996). The subjective well-being of people with spinal cord injury: relationships to impairment, disability and handicap. *Top SCI Rehabil, 1,* 56-71.

Fuhrer, M. J., Rintala, D. H., Hart, K. A., Clearman, R., & Young, M. E. (1992). Relationship of life satisfaction to impairment, disability and handicap among persons with spinal cord injury living in the community. *Archives of Physical and Medicine and Rehabilitation, 73,* 552-557.

Giddens, A. (1991). *Modernity and self-identity. Self and society in the late modern age.* Stanford, CA: Stanford University Press.

Good, B. J. (1994). *Medicine, rationality and experience. An anthropological perspective.* Cambridge: Cambridge University Press.

Hammell, K. W. (1991). *An investigation into the availability and adequacy of social relationships following head injury and spinal cord injury: a study of injured men and their partners.* Unpublished Master of Science dissertation, Southampton, University of Southampton.

Hammell, K. W. (1992). Psychological and sociological theories concerning adjustment to traumatic spinal cord injury: the implications for rehabilitation. *Paraplegia, 30,* 317-326.

Hammell, K. W. (1994a). Establishing objectives in occupational therapy practice. 1. *British Journal of Occupational Therapy, 57,* 9-14.

Hammell, K. W. (1994b). Establishing objectives in occupational therapy practice. 11. *British Journal of Occupational Therapy, 57,* 45-48.

Hammell, K. W. (1994c). Psychosocial outcome following *spinal cord injury. Paraplegia, 32,* 771-779.

Hammell, K. W. (1995a). *Spinal cord injury rehabilitation.* London: Chapman and Hall.

Hammell K. W. (1995b). Application of learning theory in spinal cord injury rehabilitation. Client-centred occupational therapy. *Scandinavian Journal of Occupational Therapy, 2,* 34-39.

Hammell, K. W. (1995c). Quality of life; spinal cord injury; Occupational therapy. Is there a connection? *British Journal of Occupational Therapy, 58,* 151-157.

Hammell, K. W. (1997). *From the neck up: refocusing, doing and becoming following high spinal cord injury (C1-C4): Interview transcripts.* Unpublished.

Hansen, R., & Taylor, J. (1988). *Rick Hansen. Man in motion.* Markham, ON: Penguin Books.

Health Services Directorate and the Canadian Association of Occupational Therapists (1993). *Occupational therapy guidelines for client-centred mental health practice.* Toronto, ON: Canadian Association of Occupational Therapists.

Helfrich, C., & Kielhofner, G. (1994). Volitional narratives and the meaning of therapy. *American Journal of Occupational Therapy, 48,* 319-326.

Helfrich, C., Kielhofner, G., & Mattingly, C. (1994). Volition as narrative: understanding motivation in chronic illness. *American Journal of Occupational Therapy, 48,* 311-317.

Hooker, E. Z. (1986). Problems of veterans spinal cord injured after age 55: nursing implications. *Journal of Neuroscience Nursing, 18,* 188-195.

Jackson, J. (1995). Sexual orientation: its relevance to occupational science and the practice of occupational therapy. *American Journal of Occupational Therapy, 49,* 669-679.

Jongbloed, L., & Crichton, A. (1990). A new definition of disability: implications for rehabilitation practice and social policy. *Canadian Journal of Occupational Therapy, 57,* 32-38.

Jonsen, A., Siegler, M., & Winslade, W. (1998). *Clinical ethics* (4th ed.). New York: McGraw Hill.

Jordan, S. A., Wellborn, W. R., Kovnik, J., & Saltzstein, R. (1991). Understanding and treating motivational difficulties in ventilator dependent SCI patients. *Paraplegia, 29,* 431-442.

Keith, R. A. (1995). Conceptual basis of outcome measures. *American Journal of Physical Medicine and Rehabilitation, 74,* 73-80.

Kielhofner, G., & Mallinson, T. (1995). Gathering narrative data through interviews: empirical observations and suggested guidelines. *Scandinavian Journal of Occupational Therapy, 2,* 63-68.

Kirchman, M. M. (1986). Measuring the quality of life. *Occupational Therapy Journal of Research, 6,* 21-32.

Kirsh, B. (1996). A narrative approach to addressing spirituality in occupational therapy: exploring personal meaning and purpose. *Canadian Journal of Occupational Therapy, 63,* 55-61.

Kögler, H-H. (1995). The life world. In T. Honderich (Ed.). *The oxford companion to philosophy.* Oxford: Oxford University Press.

Krause, J. S., & Dawis, R. V. (1992). Prediction of life satisfaction after spinal cord injury: A four-year longitudinal approach. *Rehabil Psychol, 37,* 49-60.

Lavine, T. Z. (1984). *From Socrates to Sartre: the philosophic quest.* New York: Bantam.

Law, M. (1991). The environment: a focus for occupational therapy. *Canadian Journal of Occupational Therapy, 58,* 171-180.

Law, M. (1993). Evaluating activities of daily living: directions for the future. *Canadian Journal of Occupational Therapy, 47,* 233-237.

Law, M., Baptiste, S., Carswell, A., McColl, M. A., Polatajko, H., & Pollock, N. (1994). *Canadian occupational performance measure.(2nd ed.)* Toronto, ON: Canadian Association of Occupational Therapists.

Law, M., Steinwender, S., & LeClair, L. (1998). Occupation, health and well-being: a review of research evidence. *Canadian Journal of Occupational Therapy, 65,* 81-91.

Lindberg, M. (1995). Quality of life after subarachnoid haemorrhage, and its relationship to impairments, disabilities and depression. *Scandinavian Journal of Occupational Therapy, 2,* 105-112.

Lorimer, E. A. (1984). Learned helplessness as a framework for practice in long-term care environments. *Aus Occupational Therapy Journal, 31,* 62-67.

Mattingly, C. (1991a). What is clinical reasoning? *American Journal of Occupational Therapy, 45,* 979-986.

Mattingly, C. (1991b). The narrative nature of clinical reasoning. *American Journal of Occupational Therapy, 45,* 998-1005.

Mattingly, C. (1994). The concept of therapeutic 'emplotment.' *Social Science and Medicine, 38,* 811-822.

McColl, M. A., Law, M., & Stewart, D. (1993). *Theoretical basis of occupational therapy.* Thorofare, NJ: SLACK

McKinnon, A. L. (1992). Time use for self care, productivity and leisure among elderly Canadians. *Canadian Journal of Occupational Therapy, 59,* 102-110.

McVeigh, K. (1989). Reflections on the process of education for the patient with high quadriplegia. In G. Whiteneck, C. Adler, R.E. Carter, D.P. Lammertse, S. Manley, R. Menter, K.A. Wagner, C. Wilmot (Eds.). *The management of high quadriplegia: Comprehensive neurologic rehabilitation,* Vol. 1. New York: Demos Publications, pp. 263-270.

Monks, J., & Frankenberg, R. (1995). Being ill and being me: self, body and time in multiple sclerosis narratives. In B. Ingstad & S. R. Whyte (Eds.). *Disability and culture.* Berkeley, CA: University of California Press.

Murphy R. F. (1987). *The body silent.* New York: W. W. Norton.

Neugarten, B. L., Havighurst, R. J., & Tobin, S. S. (1961). The measurement of life satisfaction. *Journal of Gerontology, 16,* 134-143.

Nosek, M., Fuhrer, M. J., & Potter, C. (1995). Life satisfaction of people with physical disabilities: relationship to personal assistance, disability status and handicap. *Rehabil Psychol, 40,* 191-202.

Oliver, M., Zarb, G., Silver, J., Moore, M., & Salisbury, V. (1988). *Walking into darkness. The experience of spinal cord injury.* Basingstoke: Macmillan Press.

Osbon, D. K. (1991). *A Joseph Campbell companion.* New York: Harper Collins.

Oxelgren, C., Harker, J., Hammell, I., & Boyes, B. (1992). *A new beginning. Attendant services through individualised funding.* Regina: South Saskatchewan Independent Living Centre.

Ozer, M. N. (1988). *The management of persons with spinal cord injury.* New York: Demos Publications.

Peloquin, S. M. (1990). The patient-therapist relationship in occupational therapy: understanding visions and images. *American Journal of Occupational Therapy, 44,* 13-21.

Pentland, W., Krupa, T., Lynch, S., & Clark, C. (1992). Community integration for persons with disabilities: working together to make it happen. *Canadian Journal of Occupational Therapy, 59,* 127-130.

Pollock, N. (1993). Client centered assessment. *American Journal of Occupational Therapy, 47,* 298-301.

Rintala, D. H., Young, M. E., Hart, K. A., Clearman, R. R., & Fuhrer, M. J. (1992). Social support and the well being of persons with spinal cord injury living in the community. *Rehabil Psychol, 37,* 155-163.

Robinson, I. (1990). Personal narratives, social careers and medical courses: analyzing life trajectories in autobiographies of people with multiple sclerosis. *Social Science and Medicine, 30,* 1173-1186.

Rogers, J. C., & Figone, J. L. (1980). Traumatic quadriplegia: follow up study of self-care skills. *Archives of Physical Medicine and Rehabilitation, 61,* 316-321.

Rohe, D., & Athelstan, G. T. (1982). Vocational interests of persons with spinal cord injury. *J Counsel Psychol, 29,* 283-291.

Rohe, D. E., & Athelstan, G. T. (1985). Change in vocational interests after spinal cord injury. *Rehabil Psychol, 30,* 131-143.

Schön, D. A. (1983). *The reflective practitioner—how professionals think in action.* San Francisco: Jossey-Bass.

Seligman, M. (1975). *Helplessness: on depression, development and death.* San Francisco: W. H. Freeman and Company.

Siösteen, A., Lundqvist, C., Blomstrand, C., Sullivan, L., & Sullivan, M. (1990). The quality of life of three functional spinal cord injury subgroups in a Swedish community. *Paraplegia, 28,* 476-488.

Strauss, A. L., & Glasser, B. G. (1975). *Chronic illness and the quality of life.* St Louis, MO: Mosby.

Steinglass, P., Temple, S., Lisman, S. A., & Reiss, D. (1982). Coping with spinal cord injury. The family perspective. *General Hospital Psychiatry, 4,* 259-264.

Stover, S. L., & Fine, P. R. (1986). *Spinal cord injury: the facts and figures.* Birmingham, AL: University of Alabama.

Taylor, D. P. (1974). Treatment goals for quadriplegic and paraplegic patients. *American Journal of Occupational Therapists, 28,* 22-29.

Trieschmann, R. B. (1986). The psychosocial adjustment to spinal cord injury. In R. F. Bloch & M. Basbaum (Ed.). *Management of spinal cord injuries.* Baltimore, MD: Williams and Wilkins.

Trieschmann, R. B. (1988). *Spinal cord injuries. Psychological, social and vocational rehabilitation* (2nd ed.). New York: Demos Publications.

Tucker, S. J. (1984). Patient staff interaction with the spinal cord patient. In D. W. Krueger (Ed.). *Rehabilitation psychology.* Rockville, MD: Aspen Publications.

Urbanowski, R., & Vargo, J. (1994). Spirituality, daily practice, and the occupational performance model. *Canadian Journal of Occupational Therapy, 61*, 88-94.

Weingarden, S. I., & Martin, C. (1989). Independent dressing after spinal cord injury: a functional time evaluation. *Archives of Physical Medicine and Rehabilitation, 70,* 518-519.

Whiteneck, G. G., Charlifue, S., Frankel, H., Fraser, M.H., Gardner, B.P., Gerhart, K.A., Krisnan, K.R., Menten, R.R., Nuseibeh, I., Short, D.J. (1992). Mortality, morbidity and psychosocial outcomes of persons spinal cord injured more than 20 years ago. *Paraplegia, 30,* 617-630.

Whiteneck, G. G., Charlifue, S. W., Gerhart, K. A., Overholser, J. D., & Richardson, G. N. (1992). *Guide for use of the CHART: Craig Handicap Assessment and Reporting Technique.* Englewood, CO: Craig Hospital.

Wilcock, A. A. (1993). Editorial. *Occupational Science, 1,* 1-2.

Williams, G. H. (1987). Disablement and the social context of daily activity. *Int Disabil Studies, 9,* 97-102.

Woolsey, R. M. (1985). Rehabilitation outcome following spinal cord injury. *Archives of Neurology, 42,* 116-119.

Yarkony, G. M., Roth, E. J., Heinemann, A. W., & Lovell, L. (1988). Rehabilitation outcomes in C6 tetraplegia. *Paraplegia, 26,* 177-185.

Yerxa, E. J., & Baum, S. (1986). Engagement in daily occupations and life satisfaction among people with spinal cord injuries. *Occupational Therapy Journal of Research, 6,* 271-283.

Yerxa, E. J., & Locker, S. B. (1990). Quality of time use by adults with spinal cord injuries. *American Journal of Occupational Therapy, 44,* 318-326.

第9章　クライエント中心の作業療法：
　　　　倫理とアイデンティティ

Sarah Rochon, MSc(T), OT(C), Sue Baptiste, MHSc, OT(C)

はじめに

　「倫理は，人間が他者との関係においてどのように行動するのか，あるいは行動すべきかということに広く関心を抱く」(Hall, 1993, p.3)．定義によれば，倫理は，社会の中の関係と協力を治める規則であることを示唆している．倫理的行動は，複雑であるかもしれない．最も簡単な言い方をすれば，実践的専門職の中において，倫理は，自分のクライエントに対して良い，害にならないやり方で働きかけるための配慮が整っていることを仮定する．より複雑な原則としては，専門職の中で倫理的行動指針において保証される共通概念である「インフォームドコンセント，温情主義的ごまかし（paternalistic deception），および特権化された機密性」が含まれる（Rest, 1994, p.9）．専門職における倫理綱領は，クライエントの関心事および彼らが所属する集団の関心事を，自らの関心事よりも優先させることを要求している（Pavelko, 1972）．

　クライエント中心の実践プロセスを支えるために倫理的に敏感になるためには，専門職の行動規定の通常の期待を上回る，洗練された水準の専門職の同一性が要求される．それは作業療法士のアイデンティティを，専門的アドバイザーの役割から専門的な知識を備えたパートナーおよびファシリテーターの役割へと移行する根本的な変化を要求する（図9-1）．

　表面上は，クライエント中心のスタイルで実践するという決定は，現在の1990年代の社会的状況においてはほとんどまたは全くジレンマを生じていない．これは下位社会レベル（sub-societal level）において，Rest（1994）により「西洋的自由主義」として支持された．「西洋的自由主義」は，社会の中で価値ある消費者として個人とその権利を尊重するための理性的な選

```
 から ───────────────→ へ
 専門的なアドバイザー        専門性を備えたパートナー
```

図9-1　専門職のアイデンティティにおける基本的転換

択である．Brockett（1993）は，作業療法におけるクライエント中心の実践を支持するひとつの力として，個人を尊重するこの見方を是認した．彼女はさらに，もうひとつの社会的影響の動因は，社会政治的性格を持つのではないかと示唆した．健康促進を支持する力は，消費者運動に由来するばかりでなく，健康に関する社会の責任を放棄して個人へ戻し，コストを削減して医療産業の赤字を減らすという政府や保険会社のニードにも由来している．

どのような動機であるにせよ，現代の保健医療と作業療法実践においてクライエント中心のスタイルでの実施が望ましいことは明らかである．このような社会的是認にもかかわらず，作業療法士がクライエント中心のスタイルで実践が可能かどうかという，克服されなければならない不安が存在する．Brockett（1993）は，他者を援助する職業は，自分のクライエントが自己決定することを許容することが必要であるとするカントの哲学に対して正反対（antithetical）のものになり得ると仮定した．Freire（1992）は以下のように述べている．

「どのような状況でも，客観的にみてAがBを搾取しているか，あるいはBが責任ある一人の人間として自己確認を行おうとするのを妨げるのは一種の抑圧である．暴力が，より完全な人間になるための男性の存在論的，歴史的仕事を妨げるいう理由によって，仮に偽りの優しさによって和らげられたにしても，そのような状況自体が暴力の構成要素となる．」（Freire, 1992, p.40）

社会的統制のひとつの形としてケアを適用する，という落とし穴に陥らないようにするためには，臨床家は自分自身の価値，義務，権利，および原理またはニードが，クライエントおよびクライエントが選んだ人生行路と葛藤するという状況を深く理解する能力を養わなければならない．このような意識は個人の内省を通じて養われるが，それには自分の価値観を明確にすること，また，危機や自己疑惑の際に頼みとなる理性的倫理的原則を明らかにすることが含まれる（Gellerman, Fankel, & Randenson, 1990）．

この章は，クライエント中心の実践の推進を採用するために作業療法士にとって本質的な，中心的となり鍵となる準備について述べる．読者はこれら様々な鍵となる概念を考えながら，自分自身の態度，価値観，および実践を吟味するよう挑戦を受ける．この章で論じられる問題はすべてを網羅していないが，実践家をクライエント中心の実践の道へと向かわせ得る自己反省的問答（self-reflective inquiry）といった類のものを引き起こすであろう．

この旅を始めるためには，人間であることは何を意味するのか，また人間の思考，価値観と原理の発達，および善悪の感覚に基づく行動といったものが何によって動機付けられているのかを熟考することが必須である．内省して快い場所をつくりあげるべきもうひとつの重要な領域は，専門家のアイデンティティである．このようにして，倫理的実践のこの構成要素の詳細な論議は，セラピストが自己感覚（sences of self）を得るのを助けることを意図した自己内省の練習と共に共有される．自己感覚は，セラピストが個人の価値観と信念を操作的行動へと翻

人および人の動機付けに関するセラピストの見方

「クライエント中心の実践のためのカナダ作業療法ガイドライン（Canadian Occupational Therapy Guidelines for Client-Centred Practice）」は，動機付けを「目的と人生の方向性の感覚に従って人を動かすダイナミックな内的な力」として定義している（Canadian Association of Occupational Therapists, 1991, p.59）．この見方は，セラピストが人間には選択する能力が十分あると見なすことを要求し，行動は個々人によってなされた認知的決定に基づいて適応させ変更することが可能であるという見方を採用する．この見方は動機付け理論を2つのカテゴリーに分けることを示唆したWeiner（1992）の仕事を思い出させる．彼は，人間は機械のように作動するというのが20世紀前半の動機付けに関する支配的な隠喩であると主張した．彼は，新たな動機付け理論の誕生によって，個人の選択と行動を形づくる自己決定の組み立てに対する信頼性が高まったと述べている．Descartesが語ったように「我思う，故に我あり」である（Weiner, 1992, p.153）．

作業療法の理論発展の歴史は，他分野の理論的伝統（心理学，精神医学，社会学など）を借用し適応した初期の傾向を示している．1970年代の中期から後期にいたるまで，これが支配的な実状であった（Kielhofner, 1983 ; McColl, Law & Stewart, 1993）．20世紀前半において，心理学と動機付けに関する有力な学派は，精神分析理論，行動主義，および発達理論であった（McColl, Law, & Stewart, 1993）．この3つの観点すべてが，人間は個人による選択以外の原因によって動機付けられるものと仮定している．即ち，ニーズと欲求，学習とその環境の強化と偶然性，そして段階的な成熟，および生得的発達段階をそれぞれ動機の原因としている（McColl, Law, & Stewart, 1993 ; Reed, 1984）．Weiner（1992）はこの伝統的な3つの観点を，外力またはあらかじめプログラムされた力によって動かされている機械としての人間の隠喩として特定した．

過去20年間に，作業療法の理論は作業療法分野の学者によって導かれ，大きな発展を遂げた．重要な業績は，人間の意志と個人の選択が，適応と変化のための強い動機付け要因であるとする概念を採用したことである（Christianson & Baum, 1997 ; McColl, Law, & Stewart, 1993 ; Kielhofner, 1987）．特定の専門職の学者によって開発された理論の採用は，その分野内部の成熟を証明するものとして引用されてきた（McColl, Law, & Stewart, 1993 ; Kielhofner, 1983）．

作業療法における動機付け理論に関するこの短い文脈的概観は，セラピストがクライエント中心の実践を採用する際に2つの問題があることを示唆する．ひとつは，作業療法教育から卒業した時代の概念と理論的仮説の流行との結び付きによって示唆される．人間は外的要因によ

って動かされる，または Weiner（1992）のいう機械にたとえる隠喩を前提とする理論的概念に執着するセラピストには，この実践の形に適応するのは困難であろうということである．この仮説は，セラピストのクライエント中心の実践形態の採用に関する小研究で示された（Rochon, 1994）．その研究で，クライエント中心のケアのプロセスを最も心底から拒絶したセラピストは，彼女の実践について次のような隠喩を述べている．

「私にとって，作業療法を行うことは建築家になったようなものです．それは，誰かがニードやアイディアを持って建築家に近づくようなものです．建築家の仕事は，実現が可能であってもなくても，社会資源があろうがなかろうが，その人のニードやアイディアを考慮して何らかの計画とデザインを描きあげることです．建物の工事が始まると建築家は継続的に指示とフィードバックを与えます……もちろん，途中で障害が生じたときには建築家は計画を修正し現実に適合させなければなりません．最後に，建築家は正しい場所にある建物を後方から眺め，それを作った腕を持っていたことを確認するのです．しかしもし建設業者がストライキを起こして，それができなくなれば挫折するかもしれません．」（Rochon, 1994, p.110）

この隠喩を分析すると，この話し手は，自分が介入を推進する力であると信じていることを次のようにはっきりと述べている．「私はクライエントのニードに基づいて治療計画を立て，資源が手に入れられるかどうか，クライエントのゴールが現実的なものであるかどうかを考慮します．治療のどの段階においても，私は常にクライエントとコミュニケーションをとります．私はクライエントが様々な技能と利用できる資源を用いるようにクライエントを指導します．私はクライエントの問題解決の援助をします．」（Rochon, 1994, p.110）

セラピスト個人の履歴や成長，理論に関する個人的バイアスはあるが，作業療法の専門職の歴史と理論の進歩に関する現在の状況は，クライエント中心のアプローチをケアに採用するためのレディネスという見地からも重要である．ひとつの実践的専門職として，我々は常に他の併存する領域において知識の発展が起こることを意識しなければならない．もし我々がクライエント中心のアプローチに価値をおくのであれば，それぞれの人間を並立する文脈で見るような理論を選択しなければならない．

セラピストの専門家としてのアイデンティティ

「……もしあなたをありのままの人として治療するとすれば，それに必要なことは，私があなたの自己概念は何かを見つけてそれに対応することであり，あなたの性格に注意を向けることではないのです．性格はありのままのあなたにとって重要な類のものではないからです．」（Spelman, 1977, p.152）

自己概念のどの構成要素とも同じく，専門家のアイデンティティは個別的で，変化し続けるものであり，一時的な個人的構成概念である．この現実を尊重するため，この項では，個人的，自己内省的アプローチをとる．この章の最初の2つの部分で情報を示したが，この部分は読者に挑戦的課題を提供する．それは6つの課題からなり，この順に従えば読者は自然に自分の現在の専門家としてのアイデンティティと，クライエント中心のプロセスに取り組むためのレディネスを内省的に分析し，また最適なケアの提供を倫理的考察を通して進めるためのパートナーシップを内省的に分析するように導かれる．これらの課題は専門家の態度，コミットメント，および臨床への使命を熟慮するように促す．このプロセスはデータを集めるのに1〜2週間かかるであろう．データの考察はデータ収集そのものとは距離をおくため，しばらくたってから行う．自分の反応と洞察を捉えるために日誌をつけることを勧める．

表9-1は5つの課題のアウトラインをそれぞれ示したもので，プロセスの名前とそれぞれの理論的基盤を明らかにし，また主な出典や著者名を示した．

自分自身の倫理的立場を心地よく感じるようになるためには（つまり，それはいわば価値観，信念，学習した行動，および個人の好みが結合した結果なのだが），個々のセラピストが自己探索と反省，考察，および変革を進んで行うための開放的なアプローチをとることが必要である．この章の各所に挿入した課題に取り組むことによって，個人的役割の変数と満足感の要因が見つかるようになり，またクライエント／セラピスト関係を創造し育てる方法を進めることの専門的意味の発見が刺激されよう．

専門家気質（professionalism）

このテーマの検討のために，まず専門家気質とは，専門家であるというマントを臨床家が解釈し演じる方法であると定義する．専門家であることの証明は，独自の知識体系を持つことである（Purtilo, 1990）．実際，Purtilo（1990）は，専門家とクライエントの間の唯一の明瞭な違いは，専門家が手助けの関係を始めることと，専門家のみが持っている独自の知識基盤であると主張する．専門家が専門的知識をもたらし，クライエントはその特殊な知識を必要としているのである（Pavelko, 1972）．

専門家団体の倫理綱領は，鍵となる普遍的共通性を含んでいる．それには，専門家は常にクライエントのニーズを自分自身のそれよりも優先すべきこと，最新の知識と技術を維持する必要があること，そしてクライエントの情報の機密の保護に厳格でなければならないという義務が含まれている（Canadian Association of Occupational Therapists, 1996）．この綱領は，クライエント即ち消費者がいったん専門家との関係に入れば，適切な水準の専門的意見が期待できることを保証する．しかし，これは専門家がそのクライエントとどのような特殊な様式のパー

第9章

	表 9-1	
練習	プロセスのための理論的な基本表題	情報源
#1	作業療法　理論　変形的（transformative） 学習　活動　輪郭　内省的 日誌　人間/組織　発達 個人的使命	Moorehead, 1969 Bridges, 1991 Brookfield, 1987 Mezirow, 1990 Rochon & Worth, 1995 Covey, 1989 Rochon, 1993
#2	成人発達　成人学習 理論　命綱（life line）　回顧	Sugarman, 1986 Spencer [ICA], 1989 Rochon, 1993
#3	人間/組織　発達 左手または"X/Y ケース"をさらす	Argyris & Schon, 1974 Argyris et al., 1985 Rochon, 1994 Rochon & Worth, 1995 Cranton, 1992 Cranton, 1995
#4	変形的　学習　隠喩　分析	Candy, 1986 Hunt, 1988 Hunt & Gow, 1984 Rochon, 1994 Cranton, 1995
#5	個人的　構成　理論　レパートリー　グリッド	Kelly, 1995, 1963 Hunt, 1988 Hunt & Gow, 1984 Rochon, 1994 Rest & Narvaez, 1994
#6	他の練習で発見したことを要約する	

クライエント中心の作業療法：倫理とアイデンティティ

練習1　個人的使命対実践の現実

Ⅰ．あなたの日誌に，なぜあなたが作業療法士を選んだのかについて1段落（パラグラフ）書き，それをそばに置きなさい．

Ⅱ．次の引用について考えなさい：

　医療界において，作業療法士はしばしば技術者として見られ，また，患者が病院で過ごす時間をチェッカーゲームやクラフトグループで費やす遊び屋さんとさえ見られることがある．生体医学的視点からみれば，慢性疾患と障害（disability）は生理学的な問題である．しかし，作業療法の視点から見ると，障害は身体に対する損傷のみならず，患者の人生に対する損傷である．作業療法士はハンディキャップを持った人々がより機能的に自立することを援助するという課題をもつ．これは技術的な課題として，患者の運動技能の改善と特殊な適応的機器使用の学習を援助することによって扱うことができる．あるいはこれは彼らの人生に意味と目的を与え，それによって自己という感覚をもたらしてきた作業を，もはやできない身体（と心）という重荷を持って障害者がどのように意味ある人生を続けることができるかという深遠な困難に取り組むものとして扱うことができる．（Mattingly,1991,p254-255）

Ⅲ．Mattinglyの，作業療法士としての実践の現実の叙述に対するあなたの反応をすべて日誌の中に書き留めなさい．

Ⅳ．次の1週間，あなたが専門職として携わっている活動，作業療法士によく知られているツールを日誌につけながら過ごしなさい．これであなたは自分に当てはめて考えることになる．1週間分の仕事のスケジュールをたてなさい．そのスケジュールの各時間にあなたが実際にしたことをポイント形式か短文で書き留めなさい．

表9-2に簡単な例を示す．

表9-2						
		月	火	水	木	金
0830	血液病棟の回診に参加した					
1930	Mrs.Xのスプリント作成					
1030	相談した：Mrs.Yおよび彼女の自宅への退院					
1130						
1230						
Etc.						

週末に日誌を吟味し，あなたが使った動詞のリストを作りなさい．例えば，表9-2の中では，参加した，相談したという動詞が含まれている．あなたが日誌に書いたことを読み直し，動詞のリストをMattingly（1991）の引用の横に置き，それらの洞察を助けとして次の文章を完成させて1段落の文章を書きなさい．

　作業療法士としての私の使命は……

　現実として，私の実践は……

トナーシップでもとれることを保証するわけではない．クライエント中心のやり方で行うという決定には，個々のセラピストに委ねられる道徳的選択という部分が含まれている．この決定は，専門家とは何を意味するかというセラピストの解釈と密接に関係している．前の項で読者は，作業療法士であることが自分自身とそのアイデンティティにとって何を意味するかということを考えた．この項では，リハビリテーションの文脈において専門家であるとは何を意味するかについて，臨床家の解釈を形づくる要因について述べる．臨床家が自分自身の専門家気質を演じるやり方を形づくることには多くの要因が関与し得る．読者がクライエント中心の実践プロセスを始めるか否かの道徳的決定をするのを助けるために，そのうち3つの要因について検討する．

- 相互関係と専門的知識の共有において臨床家が好むスタイル
- 最適のサービスに関するセラピストの信念
- 問題点がまとめられクリニカルリーズニングのための文脈が決められる方法

練習2　職歴のレビュー

Ⅰ．作業療法サービスとクライエントの支援についてあなたの職歴の時間軸を書き，2, 3年間隔で記入しなさい．
表9-3に例を示す．

表9-3
職歴：1976*　1979**　1982　1985　1988　Etc.
*1976：卒業；最初の仕事に就く；病棟でグループセラピーのコーディネイターとなる；クライエントXのめざましい進歩；役割に関するチーム内の難問
**1979：クライエントY自殺；地域社会連携クリニックで仕事開始
Etc.

Ⅱ．時間軸におけるあなたの職歴のうち，好調なときと低調なときに注目しなさい（表9-3参照）．

Ⅲ．あなたの日誌に，次の文に続く段落を2つ書きなさい．
　私の職歴で好調なときの共通テーマは……
　私の職歴で低調なときの共通テーマは……

クライエント中心の作業療法：倫理とアイデンティティ

次の隠喩を，この章の始めに紹介した隠喩と対比させよう．セラピストは両者とも同様のクライエント，即ち重度の精神疾患を持つ成人を担当している．

「私にとって作業療法を実践することは，スポーツ，例えばセイルボードのコーチをするようなものです．我々は文脈から外れたところからプロセスを始め，そのプロセスを導く鍵となる秘訣と学習原理を共有します．本当の作業は我々二人が水に入ったときから始まります．クライエントまたは生徒はまだ質問ができます．例えば，どのようにボードを操るのか？ 今日の風の状態は実際のところどうなのか？ 水面に角波が立っているか？ 私にはまだ教習生のレディネスを振り返り，最後の秘訣を教える時間があります．しかし間もなくその人はボードに飛び乗り波に乗って離れてゆきます．彼は今や自分でバランス

練習3　振り返ってみること

I．あなたの職歴を振り返り，良い点と良くない点をそれぞれ1つ取り上げなさい．

II．それぞれの出来事に対して，表9-4のように，2つの空欄を作りなさい．各ページの右側の欄に，選び出されたあなたの過去の体験の思い出を記しなさい．各ページの左側の欄に，体験に付随する質問へのあなたの回答を書きなさい．

表9-4	
	1．実際の体験を書きなさい： 　a) よい または b) よくない
2．そのとき，あなたは何を考え，何をし，何を感じていたか？	
3．あなたは同僚やクライエントがそのときに考え，感じ，していたことは何だと思うか？	
4．職歴におけるあなたの成功の概念についてこのことは何を物語っているか？	
5．職歴における失敗についてのあなたの信条に関してこれは何を物語っているか？	
6．同僚やクライエントはあなたの成功または失敗をどのように評価していたか？	

をとり，風を読み，瞬時に物事を決めながらボードを操縦しなければなりません．彼が自分でコントロールしようとすればするほど，遠くへ行きます．私は岸に残り，指示を出し，方向を指図しますが，主導権は彼の方にあります．間もなく突風が彼を吹き飛ばしても，私は彼が湖を横断しようとするのを見守るだけです．私は膝まで水に浸かったまま，水面でも聞こえる手短な指示と手信号で連絡します．あるときは，彼は近くへ戻ってきて，声の届く距離の中で，技能を向上させまた予期できない状況にどのように対応すれば良いかについて助言を求めます．間もなく彼は軽やかに進み，別の風を捉え，新しく見つけた能力を楽しみます．私が希望するのは，私の介入によって彼がこのスポーツを安全に効率的にかつできるだけ気力をくじかずに学習するのを助けることができたということに喜びを感じることです．」(Rochon & Worth, 1995).

この2つの隠喩，即ち，建築家としての作業療法士，およびコーチとしての作業療法士は明らかに異なる．建築家のイメージは，専門的視点を価値ある商品として捉え，エキスパートの知恵によって配分されなければならないとする．コーチのシナリオは，専門性のニードをコントロールするのはクライエントであり，コーチは専門性が求められたときにそれに応える責任があることを示唆している．専門性を商品とする前者の視点は，Freire (1992) の，教育を銀行業務であるとする概念と類似している．彼は教育の実践を概観して次のように述べた．

「知識は，博識であると自ら認める者が無知な（と考えられる）者に授ける贈り物である．他者を絶対的に無視するという抑圧イデオロギーのひとつの特徴は，調べるプロセスとしての教育と知識を否定することである．教師は学生の無知を絶対的なものと考えることによって学生に自分を必要な相手として示し，自分の存在を正当化するのである．」(Freire, 1992, p.58)

Freire の評価は，建築家のような作業療法士には当てはまるであろう．しかしこれは極端な判断かもしれない．おそらく最初の建築家のようなセラピストは，作業療法実践がリハビリテーションにおける成功の重要な要因であるというよりも単に回復のプロセスを促進するにすぎない，と考えることはできないであろう．コーチのようなセラピストはこの視点を持っており，自分の役割を，回復過程をよりよくすることのできる人として納得しているように思われる．彼女は，回復が個々のクライエントの力，意志，および能力によって起こるということを受け入れているように見える．彼女は彼女の介入によって回復過程がより容易に，より安全に行われ，またなるべく傷つけないものであることを望んでいる．

各々のシナリオの中で，サービスの描かれ方は大変異なっている．建築家のシナリオでは，サービスはデザインを創りだすための知識を共に引き出すことであると示唆している．このサービスの産物は，介入計画である．デザインが遂行されたときにこの仕事は完了する．コーチの物語におけるサービスは，援助のためのひとつのレディネスとして示されている．専門知識

クライエント中心の作業療法：倫理とアイデンティティ

> **練習4　実践のための隠喩**
>
> I．この章では2カ所で，セラピストによる実践への隠喩が紹介されている．これらの例を参考にして，あなたの実践への隠喩を書きなさい．次の文に続けて書きなさい：
>   私にとって，作業療法の実践を行うことは……のようである．
>
> II．あなたが満足し，あなたにとって本当に真実に思える隠喩が書けたら次のことについてのコメントを日誌に書きなさい：
> ● 何があなたに隠喩を真実のものと感じさせるのか？
> ● それがあなたの実践の複雑さ，広さ，そして深さをどのようにうまく反映しているかを記しなさい．
> ● それはあなたがクライエントに関与する方法とクライエントのあなたへの関与をどのように描いているか？
> ● あなたが自分の仕事から意味を見いだす方法についてそれはどのように言っているか？

はセラピストから引き出されるものであり，これはクライエントのニーズと要求に基づいて行われる．この状況は，共有される専門知識の性格が，一般的原則に従ってはいるが個別的でなければならないことを意味する．ある特定のクライエントが必要とすることはある面で予測不可能であり，また一面偶然的で，まさに帆走するセイルボードを風がつかむようなものである．これら2つの隠喩の中の力と責任ある実践に関する視点に見られる相違は重要である．建築家は自分自身をクライエントから切り離し，治療計画に自分自身の個性と能力を編み込もうとする．コーチはクライエントと一緒に水の中に飛び込み，パートナーとなって彼女の専門知識を共有し，クライエントの達成可能な進歩のためにそのパートナーシップの中で責任を持つようにする．

　セラピストの専門家気質は何らかの文脈の中で起こる．社会的文脈は，自分の信念を実践と一致させようとするセラピストの可能性に影響を与える．生物医学の基本的考えでは，診断とそれに伴う問題リストを，サービス構成のために適した枠組みであると見る．人々が機能的に自立した生活をし，意味ある存在となるように援助しているセラピストにとって，そのような枠組みに合わせるのは簡単ではない．作業療法士の信念と，主流を占める保健医療文化の信条の間の緊張については，多くの著者によって述べられてきた（Yerxa, 1983, 1992；Maxwell & Maxwell, 1980；Mattingly & Fleming, 1994；Fleming, 1991a）．Mattingly（1991a）およびMattinglyとFleming（1994）は，作業療法士のクリニカルリーズニングに関する研究の中で，前述の信念に関する緊張を緩和するためにセラピストが利用する多くの戦略を雄弁に捉えている．

　セラピストが用いる最も一般的な戦略のひとつは，治療の開始時に生物医学的診断または問題リストに合わせることであった．しかし，いったん治療が始まれば，この参照事項は重要で

第9章

なくなり，その人の動機付け，人生の目標，生活の質，および学習と能力を高めるためのレディネスの分析に取って代わるのである（Mattingly & Fleming, 1994；Fleming, 1991a, 1991b）．例えば，生物－心理－社会的枠組みは，過去25年にわたって生物医学領域の問題の確認と治療の構成には優位な見方であった．このシステムは，クライエントの鍵になる問題を列挙できるような枠組みをつくることによって介入計画を発展させようとする（Engel, 1997）．作業療法士はこの観点を実践に取り入れたが，問題の一面的把握の限界に気づき，これを拡大して自分たちが利用しやすいように改変した．この見方はリハビリテーション・アプローチと呼ばれてきた（McColl, Law, & Stewart, 1993）．リハビリテーション・アプローチでは，クライエントが自分の生活の問題を処理する項目である，生物－心理－社会の3つのカテゴリーのもとにセラピストも文書を作る．この情報のバランスによってセラピストは，人をその全生活の文脈の中で理解するという，より真実を反映した像を見ることができるようになった．このように問題点の「枠組みをする（framing）」という方法は，生物医学保健医療チームと共通の言語を持つというニードと，作業療法士の作業機能的視点という自身のニードの間の調停をしているように思われる（Rochon, 1993）．それによってセラピストはその仕事の文脈の中で，主流である生物医学の文化と矛盾しない用語で報告し，同時に，専門的実践と自分達の専門家気質の観点において重要な問題を考慮することができたのである．

　作業療法の中で，クライエント中心のアプローチを用いるセラピストの計画立案と治療成果の評価を確かなものにするためのツールが開発されてきた．このツールは，カナダ作業遂行測定：Canadian Occupational Performance Measure（Law, Baptiste, Carswell-Opzoomer, McColl, Polatajko & Pollock, 1994）といい，セルフケア，生産性，レジャーという文脈で，クライエント自身のゴールに関する初期の情報を用いて治療の指針となる枠組みを作ろうとするものである（第5章を参照）．これは，クライエント中心の実践へ向かって動くにあたり，セラピストとそのクライエントの両者にとって重要な牽引役であると考えられてきた（Rochon, 1994）．しかしこのツールは，クライエントのゴール，治療計画，および治療の成果をセラピストの言葉で組み立て直すものである．この言葉の適用は，次の引用に示されるように，作業療法はセラピストとその保健医療チームの間の関所になり得るという基本的信念と一致する．

　　「……私が所属していたプログラム開発検討特別委員会で，私はしばしば次のように言おうとしている自分に気づいた．それは，我々が何をするにせよその人のゴールを心の中に組み立てることが非常に重要だということである．私が気づいたのは，私のゴールの定義が治療チームのものとはかなり違っていることであった．[例えば]，自分としては，チーム会議は患者のゴールに基づいて行い，チームの会議ではそれらのゴールについてのみ焦点を当てるのが良いと思っているし，またカルテの記録もそのゴールを意識して行われるようであってほしいと思っている．しかし，その人がそれが自分の問題だと感じるという

申し立てに対して，看護では独自のシステムを持ち，何が起こっているかについての独自の意見があるように思われる．だから私がこのことに触れると，いつも「そう，そうね」というふうな感じではぐらかされてしまう．そこで私はもう少し強く押したいと感じる．我々は患者のゴールを組み立てなければならないが，我々は患者がゴールを組み立てるようにしなければならない．彼ら［保健医療チームメンバー］は，彼ら自身の視点を持ち，これらが患者のゴールだと言うが，それは彼らのゴールであって患者自身のゴールではない．」（Rochon, 1994, p.98）

この異質な見方とそれに従わせようとする社会的圧力は，職場で暗に示されており，このセラピストがよりクライエント中心の保健医療組織での雇用を求める選択理由となったとして引用された．この人の経験は，どのセラピストの専門家気質の定義とそれに伴う道徳的決定も，実践が行われる場所の主流の文化の影響を強く受けることを示している．クライエント中心の実践を採用する決定とそれを実行するための力の感覚は，セラピスト個人のコントロールの外に位置する環境の影響によって，強く高められたり損なわれたりするため，本来的にリスクをはかりにかけ克服することを含むのである．

倫理的実践の要素としての文化
(culture as an element of ethical practice)

作業療法実践の基礎が探究されより明確に論じられるようになると，ひとつの主要な領域が意識され鋭く注目されるようになる．即ち，クライエントの文化的環境，個人としての，家族システムまたはサブシステムとしての，または工場や会社など社会的施設としてのクライエントである（Baptiste, 1988）．どのようなクライエント中心の実践の議論も，クライエント/セラピストパートナーシップの確立に直接影響する文化的環境の多様な側面を取り上げなければ根本的に不完全であろう．「文化」には多様な意味と解釈があるが，今ここで行う論議の目的のために「文化」という用語は，民族性，公式の信仰システム，組織的環境，および専門職のオリエンテーションを含むものとして見られよう．

カナダ，合衆国，および他の国は，多くの文化で織りなされた豊かなタペストリーを持っており，それらの文化はクライエントと治療的関係を築く際に直接的に明らかな影響を与える．しかし，最も認識のうすいもののひとつはヘルスケア過程の文化である．少数ではあるが，しっかりと確立された文化と用語を治療関係に取り入れようと積極的に意識している保健医療の実践者がいる．我々が「評価が1つ終わった」と言ったり，「ケアマネジメントプラン」を開発していると言ったりする場合には，自分に向けられたこの言葉を十分に理解し，これらの言葉から信頼，開放性，分担という態度でセラピストと共に前進するための心地よさを感じるク

第9章

練習5　協力スタイルの比較

I. この練習はインデックスカードまたは紙片に次の言葉を1枚ずつ書くことから始める．あなたは6枚のカードを持つことになる．
- カード#1：自分たちに期待されていることは何であるかが全員に明瞭であることを確認することによって協力関係を推進することを好む．
- カード#2：契約の方法を見つけることによって協力関係を推進することを好む．
- カード#3：もしあなたが誰にでも親切にすれば協力関係は自然に伴うものだと信じている．
- カード#4：協力関係を推進する一つの方法として，規則，方針などの利用を好む．
- カード#5：そのグループの希望に沿うようにするために全員の出席とコンセンサスの助長を図ることによって協力関係を推進することを好む．
- カード#6：人々が公平な見方をするように働きかけ，また彼らが合理的プロセスを適用できるための素養を与えることによって協力関係を推進することを好む．

II. これらの文章カードを用いて，あなたが最も好む協力関係達成の方法と，あなたの仕事の範囲内の環境（チーム，組織他）でのやり方を比較しなさい．あなたはまず3つの文章を比較し次にあなた自身またはあなたの組織の実際に最も近い2つを選ぶことになる．

III. 表9-5aと9-5bの図と同様のものにあなたの反応を記録しなさい．

表 9-5a

比較する組み合わせ	協力関係を推進するために私が好む方法に 最も近い文章の組み合わせ
例　2, 3, & 6	_____ + _____
5, 6, & 1	_____ + _____

表 9-5b

比較する組み合わせ	協力関係を推進するために私が好む方法に 最も近い文章の組み合わせ
例　3, 4, & 5	_____ + _____
6, 1, & 2	_____ + _____

IV. 文章カードを使いながら，現れるすべてのパターンを吟味しなさい．

V. あなたの日誌に，次の文章を完成させることによって3つの段落を書きなさい．
　　私は協力関係を……によって推進することを好む．
　　私の職場は，……によって，協力関係を推進するのを好んでいるように見える．
　　これらの2つの状況は……

ライエントはほとんどいない．前述のような特質のすべてがクライエント中心の概念の中核に位置し，そのためもしこれらがなければ，真のパートナーシップをつくりだすという課題はますます困難になる．

　同様に，すべてのクライエントは，それまでの人生経験によって形成された社会的・文化的トレーニングを基礎とする自分自身の前提に至る．北アメリカ社会の主流とは異なる民族性をバックグラウンドに持つ多くのクライエントは，期待と恐怖をもってセラピストにアプローチし面接を受ける．これらの恐怖が，アプローチにもよるが，結局はセラピストによって和らげられることはないだろう．多くのクライエントは「なぜその症状が起こったかの理由を持っており，それは'不吉な目'から'胆汁が頭に行き過ぎた'から'細菌'まで何でもあり，また適切な治療としてはお守りからアスピリンからコリアンダー茶にいたるまで様々ある」(Waxler-Morrison, Anderson, & Richardson, 1990)．例えばカナダは人口の多くを移民が占めているため，「移民」であるという性格と状態について付加的な考慮が行われている．新しい生活に適合しようとするとき，ほとんどの移民は3つの共通の束縛をもつ．それは言語的不便さ，最低限の資産と社会資源，および彼らを取り巻く未知の官僚主義への恐れと混乱である．治療的パートナーシップを安全で対等な雰囲気で築こうとするとき，こういった基本的な制限を考慮することは重要である (Waxler-Morrison, Anderson, & Richardson, 1990)．インタビューや治療介入を円滑に行える環境が考慮されなければならない．即ち，使用する言語と専門用語に配慮すること，必要なら通訳のサービスを利用すること，移行を楽にするために家族や社会的ネットワークの人々を巻き込むこと等である．同様に，利用可能な援助について説明することと，資産を注意深く使うことに関する熟慮は非常に大切である．保健医療制度自体の現状と複雑さを説明するときは，どのように時間をかけ繰り返し説明してもやりすぎということはない．

　残念ながら，これら共通の考えておくべき事柄とともに，移民の人々の社会的地位の低さということがある．

　　「文化的にマイノリティなグループは'正しい'行動と価値について明確な信条を持ち，また不正行為にどのように対処すべきかについてもはっきりした信条を持っているにもかかわらず，多数派よりも政治力は小さく，裕福でない場合が多い．そのため少数派の文化は，特色ある文化的信条と社会的地位の低さという2つを暗示することが多い．2つの特徴は，これらのサブグループと保健専門職が互いに満足な保健医療を工夫する際の問題の中に反映される．」(Waxler-Morrison, Anderson, & Richardson, 1990, p.9-10)

文化の違いに関する感受性を鋭く考えると，その他に注意すべきことは，空間，時間，非言語的コミュニケーション，および役割期待についての理解と受容が異なることである (Purtillo, 1990)．専門職のジレンマの多くは，これらの付加的問題を考えることから生じる．クライエントによって明確にされた方向へ向かって動くことにはリスクが内在するように見えるかもし

第9章

> **練習6　あなた自身の結論を描きなさい．**
> I．あなたの日誌に，先の5つの練習の中から明らかにされたあなたの専門的アイデンティティのキイとなる要素について1ページ書きなさい．
> II．クライエント中心アプローチ実践に取り組むための心地よさとレディネスに関する批判という記述を再吟味しなさい．

れないが，しかし，セラピストの言う「リスク」がクライエントにとっての真の「リスク」からくるものなのか，または文化や価値観に基づく差別的なものからくるのかを決めるのはセラピストにかかっている．例えば，活発な身体運動をするライフスタイルをとってきた慢性腰痛持ちのクライエントは，本当はまたスカイダイビングに戻りたいと思いつつも，それよりリスクの低い水上スキーに戻ろうと考えるかもしれない．セラピストは安全についての自分自身の考えと戦わなければならないかもしれないが，自分の考えをクライエントの目を通して見るように再構成し，リスクを最小限にするための支持ハーネスやボディメカニクスについての重要な情報をこのクライエントに与える．同様に，クライエントのセラピストに対する役割期待は，クライエントが期待する実践と，実際に治療的介入を通して得られるものとが食い違うこともある．あるクライエントは，専門性をアドバイスや指導というよりも知識がある状態とし，それを伝えることとみるかもしれない．もしもクライエントのニーズが治療的展開の文脈内になければ，クライエントは治療拒否を選択するという結果になるかもしれない．つまり，クライエントとの関係を実り多いものにするために，セラピストの役割のインターフェースを説明し探索するのはセラピストの責任ということになる．最善の努力を尽くしたにもかかわらず常に肯定的な成果が得られるわけではなく，また，治療的パートナーシップの終了は，各時々において避けられないものと見なければならない．

セラピスト/クライエント関係と倫理的実践の使命の間の文化的要素の関係を取り上げると，クライエントとセラピストの両方の視点から意識すべき多くの問題が存在する．その本質は，ニードの中心はクライエントの話を誠実に傾聴することを軸として展開すること，表面価値しかないコミュニケーションをとらないこと，いかなるクライエント/セラピスト関係にも見られ得る文化的複雑さを熱心に探究すること，憶測に対して警戒することである．このアプローチを実践することによって，パートナーが全く違った道にそれて行くというリスクは最小となり，しかも代わりに相互理解とゴールと成果の共有へと収斂する．

要約

　この章では，倫理的文脈においてクライエント中心の実践が持つ多くの側面のうちのいくつかを示した．読者は個人的内省のプロセスに取り組むことにより，真の倫理的実践スタイルを発展させ，内面化し，獲得していただきたい．このプロセスには困難が内在するというのが偽らぬ認識であるが，しかし，真にクライエント中心であるためには，この探索は最も重要な事柄である．

文献

Argyris, C., & Schon, D. (1974). *Theory in practice: Increasing professional effectiveness*. San Francisco: Jossey-Bass Publishers.

Argyris, C., Putnam, R., & McLain Smith, D. (1985). *Action science: Concepts, methods and skills for research and intervention*. San Francisco: Jossey-Bass Publishers.

Baptiste, S. (1988). Culture, activity and chronic pain. Muriel Driver Lecture. *Canadian Journal of Occupational Therapy, 55*, 179-184.

Bridges, W. (1991). *Managing transitions: Making the most of change*. Reading, MA: Addison-Wesley Publishing Co.

Brockett, M. (1993). *An ethic of respect for client-centred partnerships*. Unpublished EdD Thesis, Toronto, ON: Ontario Institute for Studies in Education, University of Toronto.

Brookfield, S. D. (1987). *Developing critical thinkers: Challenging adults to explore alternative ways of thinking*. San Francisco: Jossey-Bass Publishers.

Canadian Association of Occupational Therapists. (1991). *Occupational therapy guidelines for client-centred practice*. Toronto, ON: CAOT Publication ACE.

Canadian Association of Occupational Therapists. (1996). *Code of ethics*. Ottawa, ON: CAOT.

Candy, P. C. (1986). The eye of the beholder: Metaphor in adult education research. *International Journal of Life Long Learning, 5*(2), 87-111.

Christensen, C., & Baum, C. (1997). *Occupational therapy: Enabling function and well-being* (2nd ed.). Thorofare, NJ: SLACK Incorporated.

Covey, S. (1989) *The seven habits of highly effective people: Restoring the character ethic*. New York: Fireside Books, Simon & Shuster.

Cranton, P. (1992). *Working with adult learners*. Toronto, ON: Wall & Emerson, Inc.

Cranton, P. (1995). *Understanding and promoting transformational learning: A guide for educators of adults*. San Francisco: Jossey-Bass Publishers.

Engel, G. (1977). The need for a new medical model: a challenge for biomedicine. *Science, 196*, 129-136.

Fleming, M. H. (1991a). Clinical reasoning in medicine compared with clinical reasoning in occupational therapy. *American Journal of Occupational Therapy, 45*(11), 988-997.

Fleming, M. H. (1991b). The therapist with the three-track mind. *American Journal of Occupational Therapy, 45*(11), 1007-1015.

Freire, P. (1992). *Pedagogy of the oppressed*. New York: The Continuum Publishing Co.

Gellermann, W., Frankel, M.S., & Ladenson, R.F. (1990). *Values and ethics in human systems development: responding to dilemmas in professional life*. San Francisco: Jossey-Bass Publishers.

Hall, W. D. (1993). *Making the right decision: Ethics for managers*. New York: John Wiley & Sons, Inc.

Hunt, D. (1988). *Beginning with ourselves: In practice, theory and human affairs*. Cambridge, MA: Brookline

Books.

Hunt, D. E., & Gow, J. (1984). How to be your own best theorist II. *Theory into Practice, 18,* 64-71.

Kelly, G. (1995). *The psychology of personal constructs.* (2 volumes). New York: W. W. Norton & Co.

Kelly, G. (1963). *Theory of personality: The psychology of personal constructs.* New York: W. W. Norton & Co.

Kielhofner, G. (Ed.) (1983). *Health through occupation: Theory and practice in occupational therapy.* Philadelphia: F. A. Davis Co.

Law, M., Baptiste, S., Carswell, A., McColl, M. A., Polatajko, H., & Pollock, N. (1994). *Canadian Occupational Performance Measure.* (2nd ed). Toronto, ON: Canadian Association of Occupational Therapists.

Mattingly, C. (1991). Narrative reflections on practical actions: Learning experiments in reflective storytelling. In D. A. Schon (Ed.), *The reflective turn: Case studies in and on educational practice.* New York: Teachers' College Press, pp. 235-282.

Mattingly, C., & Fleming, M. H. (1994). *Clinical reasoning: Forms of inquiry in therapeutic practice.* Philadelphia: F. A. Davis Company.

Maxwell, J. D., & Maxwell, M. P. (1980). Inner fraternity and outer sorority: Social structure and the professionalization of occupational therapy. In A. Wipper (Ed.), *Essays in honour of Oswald Hall.* [Carlton Library Series]. Ottawa, ON: MacMillan, pp. 330-358.

McColl, M. A., Law, M., & Stewart, D. (1993). *The theoretical foundations of occupation: An annotated bibliography of occupational therapy in the 20th century in North America.* Thorofare, NJ: SLACK Incorporated.

Mezirow, J. (1990). *Fostering critical reflection in adulthood.* San Francisco: Jossey-Bass Publishers.

Moorehead, M. L. (1969). The occupational history. *American Journal of Occupational Therapy, 23,* 329-334.

Pavelko, R. (1972). *Sociological perspectives on occupations.* Itasca, IL: Peacock Publishers.

Purtilo, R. (1990). *Health professional and patient interaction.* Toronto, ON: W. B. Saunders Company.

Reed, K. L. (1984). *Models of practice in occupational therapy.* Baltimore: Williams & Wilkins.

Rest, J. R. (1994). Background: Theory and Research. In J. R. Rest & D. Narvaez (Eds.). *Moral development in the professions: Psychology and applied ethics.* Hillsdale, NJ: Lawrence Erlbaum Associates, Publishers.

Rest, J. R., & Narvaez, D. (Eds.). (1994). *Moral development in the professions: Psychology and applied ethics.* Hillsdale, NJ: Lawrence Erlbaum Associates, Publishers.

Rochon, S. (1993). Assessment in rehabilitation. Course material Clinical Behavioral Sciences: Fundamentals of Rehabilitation Course, Department of Psychiatry, McMaster University, Hamilton, Ontario.

Rochon, S. (1994). *Theory from practice: A reflective curriculum for occupational therapists.* Unpublished Master's thesis. Hamilton, ON: McMaster University.

Rochon, S., & Worth, B. (1995). Working together to meet the challenges of change: A transitions workshop for middle managers. Unpublished.

Spelman, E. V. (1977). On treating persons as persons. *Ethics, 88,* 150-161.

Spencer, L.J. [for The Institute of Cultural Affairs] (1989). *Winning through participation: Meeting the challenge of corporate change with the technology of participation: The group facilitation methods of the Institute of Cultural Affairs.* Dubuque, IA: Kendall/Hunt Publishing Co.

Sugarman, L. (1986). *Life span development: Concepts, theories and interactions.* New York: Methuen & Co. Ltd.

Waxler-Morrison, N., Anderson, J., & Richardson, E. (1990). *Cross-cultural caring: A handbook for health professionals in Western Canada.* Vancouver, BC: University of British Columbia Press.

Weiner, B. (1992). *Human motivation: metaphors, theories and research.* Newbury Park, CA: Sage Publications.

Yerxa, E. J. (1983). Audacious values: The energy source for occupation therapy. In G. Kielhofner (Ed.). *Health through occupation: Theory and practice in occupational therapy.* Philadelphia: F. A. Davis Co, pp. 149-162.

Yerxa, E. J. (1992). Some implications of occupational therapy's history for its epistemology, values and relation to medicine. *American Journal of Occupational Therapy, 46*(1), 79-83.

索引

ア

ACCH
 クライエント中心の実践概念　8, 9
ADL
 評価　147
Association for the Care of Children's Health
 クライエント中心の実践概念　8, 9
FSQ
 クライエント中心の評価　108-109
ICIDH モデル
 人－環境の相互作用　35-36
LSI　147
LSI－A　148
NCMRR モデル
 人－環境の相互作用　35-36
OPHI　106-107
OPM
 カナダ　54
アイデンティティ
 クライエント中心の作業療法　155-160, 161
 定義　132
安楽
 作業療法場面　12, 13
医学的リハビリテーション国民協議会モデル
 人－環境の相互作用　35-36
意志決定　12-13
インタビュー
 クライエント中心の評価　106-108
インフォームドコンセント　155
陰喩
 クライエント中心の評価　105-106
親のストレス
 ケア　26
温情主義的ごまかし　155

カ

Craig Handicap Assessment and Reporting Technique　147

介入　149
 人生　140-142
介入ガイドライン　55
関わり合い
 クライエント中心のアプローチ
  Carl Rogers ほか　115-116
  自己探索　128-129
  招待　124-126
  特質　116-119
  目標　126-128
  歴史　115-116
 動機付け　123-130
学習性無気力　143-144
学習プロセス
 クライエント中心の実践　144-146
家族中心のパートナーシップ　7, 8, 12
活用
 動機付け　123-130
カナダ作業遂行測定　57, 106-108, 135, 148-149
カナダ作業遂行モデル　41-42
カナダ作業療法士協会
 クライエント中心の実践概念　8, 9
 全国ガイドライン　52-59
カナダ作業療法の展望の発展　59-65
カナダ作業療法の歴史的展望　65-67
カナダの経験
 クライエント中心の作業療法　51-69
環境　16
患者中心　7
患者に焦点を当てた　7
機能状態質問紙
 クライエント中心の評価　108-109
機能的成果　25-28
機能テスト
 クライエント中心のアプローチ
  関わり合い　129
機能評価　129
教育
 クライエント中心の実践

索引

シナリオ　58
教育学習プロセス
　クライエント中心の介入　55
教育性無気力　143-144
教育プロセス
　クライエント中心の実践　144-146
協業的イニシャティブ
　発展
　　作業療法ガイドライン　65-67
協業的計画
　クライエント中心の作業療法　131, 136-149
協業的実践
　作業療法の介入　136-149
協業的パートナーシップ
　クライエントの参加　13-14
協業的プロセス
　作業療法の介入　139-140
協業的目標設定　78, 136
協力スタイル
　練習　168
クライエント
　安楽さ
　　作業療法場面　12-13
　意志決定　2-3, 12, 27-28
　責任　12
　定義　99
クライエントが決めた結果　16
クライエント推進　7
クライエント中心
　定義　98
クライエント中心のアプローチ　5-6
　前提　98-101
　欠点　101-102
　使用　34-35
　定義　38
　利点　101
　リハビリテーション　35-36, 37, 38
クライエント中心の介入
　概念的基礎　56
　基本要素　55-56
　倫理　148
クライエント中心の作業療法
　プロセス　71-93

カナダの経験　51-69
カナダの歴史的展望　52-57
困難　5-6
チャレンジ　17-18
定義　3-4
批判　6
評価　95-111
クライエント中心の実践　51-52
　ガイドライン　52-59
　概念　8-18, 55
　研究　22-28
　全国および地方の公文書
　　シナリオ　58
　基本要素　55-56
　教育
　　シナリオ　58
　教育－学習プロセス　146-147
　協業　65-67
　見解　68-69
　原則　55-56
　変化する保健医療制度　31-48
　理論的哲学的概念　54
　歴史的由来　4-6
　クライエント中心の戦略　45
クライエント中心の治療　5
Carl Rogers　98
クライエント中心の二者関係
　環境の特質　120-121
　クライエントである人の特質　119-120
　クライエントの役割の特質　121-122
　専門職の特質　122-123
　人・環境・役割　122
　人の役割　117
クライエント中心の評価
　問題　109-111
クライエント中心のモデル　35-36, 37
クライエントとの協業
　必要事項　142-143
クライエントの教育　27
クライエントの参加
　協業的パートナーシップ　13-14
クライエントの従順　141
クライエントの遵守

索引

専門職の指示　23
クライエントの満足　23-25
ケア
　親のストレス　26
結論
　練習　170
研究
　クライエント中心の実践　22-28
　批判的レビュー　22
健康
　定義　2
健康状態質問紙
　クライエント中心の評価　108-109
健康促進の戦略
　目標　33
現実
　練習　161
現代的課題指向的アプローチ　41
合意を得たガイドライン
　対基準　53-54
構成的インタビュー
　クライエント中心の評価　106-108
高齢者向けの生活満足度尺度　147-148
国際傷害分類モデル
　人−環境の相互作用　35-36, 37, 38
個々人に合ったプログラム
　例　15
個人的使命
　練習　163
コミュニケーション　12-13
　クライエント中心の実践　22
　クライエントの満足　23-25
根拠に基づいた作業療法
　特性　21
コントロール
　クライエントの満足　23-25

サ

CAOT
　クライエント中心の実践概念　8, 9
　全国ガイドライン　52-59
COPM　57, 106-108, 135, 148-149
JCAHO
　目的　34
Seligman, Martin E.P.
　関わり合い
　　クライエント中心のアプローチ　115
サービス提供（供給）
　側面　12-17
　評価　21-22
　問題点　25
作業
　文脈と意味　132-133
　クライエント中心の実践　36-42
作業遂行の問題
　クライエントの解決　16
作業遂行プロセス
　症例　78-93
作業遂行プロセスモデル　71-78
作業遂行モデル
　カナダ　54
　クライエントの参加　58
作業遂行歴インタビュー　106-107
作業適応モデル　41
作業の自己探索
　クライエント中心のアプローチ
　　関わり合い　128-130
作業療法
　焦点　1
　前提　134
作業療法介入
　機会　47
　協業的実践　136-149
　協業的プロセス　139-140
　引き込むことと計画　115-130
　文脈　131-132
作業療法サービス
　基準　52
作業療法士−作業プロフィール
　開発　52
作業療法実践
　行動　47
作成
　カナダ作業療法の展望　59, 63
　シナリオ　64
仕事能力評価　129

索引

実践
　クライエント中心の作業療法サービス　44-48
実践のための隠喩
　練習　165
実践の伝統的モデル　42-44
実践モデル
　人－環境と作業の相互作用　37
質の保証　52
質問紙
　クライエント中心の評価　107-108
修正（改訂）された ICIDH モデル　35, 36
集中
　カナダ作業療法の展望　59, 61
　　シナリオ　62
柔軟なプログラム
　例　15
招待
　クライエント中心のアプローチ
　　関わり合い　124-126
情緒的支持　12, 13
職歴のレビュー
　練習　162
叙述
　人間の動機と行為　134
叙述的質問　134
叙述的方法
　クライエント中心の評価　104-105
叙述の解釈
　クライエント中心の評価　104-105
自立
　定義　144
人生
　文脈と意味　132-133
人生の再構築　133
人生の崩壊
　文脈と意味　132-133
身体的安楽　12, 13
遂行評価
　クライエント中心の実践
　　シナリオ　57-58
スズカケの木モデル
　クライエント中心の実践概念　7, 8

ヘルスケア　7
成果測定　51-59, 146-149
　ガイドライン　56-57
生活満足度指数　147-148
生活歴
　クライエント中心の評価　104
精神性
　明らかにする　135-136
　クライエント中心の介入　55
　伝記と意味　135-137
西洋的自由主義　155-156
整理統合
　カナダ作業療法の展望　59, 60
責任
　クライエント　12
責任ある介入
　クライエント中心の作業療法　131-138
セラピスト
　ファシリテーター　16
　役割　5
セラピストの専門家としてのアイデンティティ
　158-159
セラピストの見方
　人および人の動機付け　157-158
全国作業負荷測定システム　52
専門家気質　159
専門家のアイデンティティ
　基本的転換　155
測定モデル　36
尊重
　クライエントと家族　10-11
　　例　10-11

タ

CHART　147
地域パートナーシップ
　発展　31-32
地域保健システム
　病院システム　46
チームアプローチ　6
力関係の差
　クライエント中心の実践　23
挑戦

索引

　　クライエント中心の作業療法　17-18
挑戦を受けた個人の叙述　134
治療的関わり合い→関わり合いを見よ
治療的関係
　　クライエント中心の介入　55
　　プロセスとパートナーシップ　137-142
治療的叙述　134
適正テスト
　　クライエント中心のアプローチ
　　　　関わり合い　129-130
テスト
　　クライエント中心のアプローチ
　　　　関わり合い　129-130
伝統的モデル　42-44
動機付け　142-143
　　関わり合いと活用　123-130
　　クライエント中心の介入　55
特権化された機密性　155

ナ

日常生活活動
　　評価　147
人間作業モデル　39-40
人間遂行モデル　39
人間発達の作業モデル　115-116
能力テスト
　　クライエント中心のアプローチ
　　　　関わり合い　129-130

ハ

Bandura, Albert
　　関わり合い
　　　　クライエント中心のアプローチ　116
PET　108
Pew 委員会
　　記述
　　　　保健医療実践家　47
Picker-Commonwealth program　7
　　クライエント中心の実践概念　8, 9
White, Robert
　　関わり合い
　　　　クライエント中心のアプローチ　116
パートナーシップ

　　治療的関係　137-142
半構成的インタビュー
　　クライエント中心の評価　106-108
非形式的インタビュー
　　クライエント中心の評価　103-104
非指示的アプローチ　98
人－環境－作業遂行モデル　40-41
人－環境－作業モデル　40
人の動機付に
　　セラピストの見方　157-158
費用
　　クライエントと医師の満足度　24
評価
　　ADL　147
　　クライエント中心の作業療法　95-111
　　　　実践への適用　102-103
　　　　前提　98-101
　　　　方法　103-109
　　　　利点と欠点　101-102
　　定義　96
病院システム
　　地域保健システム　46
ファシリテーター
　　セラピスト　16
振り返ってみる
　　練習　163
プロセス
　　クライエント中心の作業療法　71-93
　　作業遂行プロセスモデル
　　　　介入モデルの選択　74
　　　　実行　77
　　　　症例　80-95
　　　　スクリーニング部分　73
　　　　成果の評価　77
　　　　目標と成果の話し合い　76
　　　　要素の明確化　74-75
　　　　利点と資源の明確化　75
　　治療的関係　137-142
　　理論的な基本表題　160
文化
　　倫理的実践　167, 169-170
分類
　　カナダ作業療法の展望　59, 62-63

変化する保健医療制度
 クライエント中心の実践 31-48
 パラダイム 32
保健医療
 費用
  カナダ 2
  アメリカ合衆国 1
 変化 1
保健医療機構認定合同委員会
 目的 34
保健医療供給システム
 組織 14
保健医療実践家
 記述 47

マ

MACTAR患者優先障害質問紙 107
Maslow, Abraham
 関わり合い
  クライエント中心のアプローチ 115
MOHO 39-40
未来
 作業療法
  保健医療制度 48
民族学の記述 134

明確化
 カナダ作業療法の展望 59, 60-61
目標
 クライエント中心のアプローチ
  関わり合い 126-128
 健康促進の戦略 33-34
目標設定
 研究 25-26
問題誘導テクニック 108

ラ

Reillyの作業行動理論 39
Rogers, Carl 4
 関わり合い
  クライエント中心のアプローチ 115
 クライエント中心療法 98
リハビリテーション
 クライエント中心の実践 35-36, 37, 38
倫理
 クライエント中心の介入 56, 146
 クライエント中心の治療 155-171
 定義 155
倫理的実践
 要素 167, 169-170

クライエント中心の作業療法―カナダ作業療法の展開―
ISBN4-7639-2099-5

2000年5月25日　第1版　第1刷発行
定価はカバーに表示

編 著 者	Mary Law
監 訳 者	宮前珠子／長谷龍太郎
訳　　者	酒井ひとみ／上村智子／山下由美／日垣一男／田丸あき子／石井良和
	石橋陽子／李　京珉／吉川ひろみ／古山千佳子／村田和香／小林法一
	近藤　敏／宮口英樹／笹田　哲／松本裕美／宮前　冽
発 行 者	木下　攝
発 行 所	株式会社　協同医書出版社
	113-0033　東京都文京区本郷3-21-10　第2浅沼ビル4階
	電話：03-3818-2361／ファックス：03-3818-2368
	郵便振替口座：00160-1-148631
Ｄ Ｔ Ｐ	Digital Inkpot
印刷・製本	株式会社　三秀舎